Guia de Bolso de
GINECOLOGIA
2ª edição

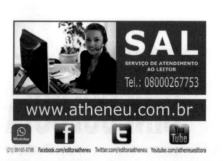

Guia de Bolso de
GINECOLOGIA
2ª edição

Selmo Geber
Professor Titular Livre-Docente do Departamento de Ginecologia e Obstetrícia da Faculdade de Medicina da Universidade Federal de Minas Gerais (FM/UFMG).
Pesquisador do Conselho Nacional de Desenvolvimento Científico e Tecnológico (CNPq).
Sócio-Fundador da Clínica ORIGEN.

Marcos Sampaio
Doutor em Medicina Reprodutiva pela Universidade de Valência – Espanha.
Pós-Doutorado em Reprodução Humana pela Universidade Monash – Austrália.
Diretor da Clínica ORIGEN.

Rodrigo Hurtado
Professor Adjunto do Departamento de Ginecologia e Obstetrícia da Faculdade de Medicina da Universidade Federal de Minas Gerais (FM/UFMG).
Médico da Clínica ORIGEN.

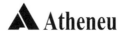

EDITORA ATHENEU

São Paulo —	Rua Avanhandava, 126 – 8º andar
	Tels.: (11) 2858-8750
	E-mail: atheneu@atheneu.com.br
Rio de Janeiro —	Rua Bambina, 74
	Tel.: (21) 3094-1295
	E-mail: atheneu@atheneu.com.br

CAPA: Equipe Atheneu
PRODUÇÃO EDITORIAL: Adielson Anselme

CIP-BRASIL. CATALOGAÇÃO NA PUBLICAÇÃO
SINDICATO NACIONAL DOS EDITORES DE LIVROS, RJ

G262g
2. ed.

Geber, Selmo
 Guia de bolso de ginecologia / Selmo Geber, Marcos Sampaio, Rodrigo Hurtado. - 2. ed. - Rio de Janeiro : Atheneu, 2019.
 280 p. ; 18 cm.

 Inclui índice
 ISBN 978-85-388-1026-1

 1. Ginecologia - Miscelânea. I. Sampaio, Marcos. II. Hurtado, Rodrigo. III. Título.
19-57950 CDD: 618.1
  CDU: 618.1

Vanessa Mafra Xavier Salgado - Bibliotecária - CRB-7/6644
25/06/2019 27/06/2019

GEBER, S.; SAMPAIO, M.; HURTADO, R.
Guia de Bolso de Ginecologia – 2ª edição

© Direitos reservados à EDITORA ATHENEU – São Paulo, Rio de Janeiro, 2019.

Colaboradores

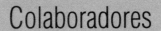

André Viana
Médico Ginecologista e Obstetra.
Mastologista pelo Instituto Europeu de Oncologia – Milão –
Serviço do Professor Veronesi.

Fabiene Bernardes Castro Vale
Ginecologista, Mestre e Doutora pelo Programa de
Saúde da Mulher da Faculdade de Medicina da Universidade
Federal de Minas Gerais (UFMG). Professora Adjunta do Departamento
de Ginecologia e Obstetrícia da Faculdade de Medicina da
Universidade Federal de Minas Gerais (FM/UFMG).
Coordenadora dos Ambulatórios de Sexologia da Faculdade de
Medicina da UFMG e do Hospital Metropolitano Odilon Behrens/BH/
MG. Membro do Comitê de Especialidades de Sexologia da Associação
de Ginecologistas e Obstetras de Minas Gerais (SOGIMIG). Membro da
Comissão Nacional Especializada (CNE) de Sexologia da Federação
Brasileira das Associações de Ginecologia e Obstetrícia (FEBRASGO).

Guilherme Primo Geber
Acadêmico de Medicina –
Centro Universitário de Belo Horizonte (UniBH).

Romeu Hurtado
Médico Oftalmologista.

Apresentação

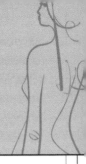

Apresentar o *Guia de Bolso de Ginecologia* é tarefa enobrecedora para todo profissional da especialidade que tenha convivido com os autores e colaboradores deste importante texto. A especialidade que cuida integralmente da saúde da mulher é exercida de maneira competente e ética pelos envolvidos na elaboração deste guia.

A formação do médico tem componentes fundamentais, dentre os quais a disponibilidade de textos concisos e de elevado grau de confiabilidade científica. O apoio à decisão do ginecologista em seu dia a dia passa pela possibilidade de reunir textos com abordagem sinóptica e bem sedimentada que promovam condutas seguras.

Os 30 capítulos que compõem este trabalho são eficientes pela abordagem de toda a ginecologia fundamental para o atendimento de uma mulher na busca de mais atenção. Além dos conteúdos tradicionais das patologias endócrinas e tumorais, os autores disponibilizam aos leitores inserções que abordam situações mais contemporâneas e cada vez mais presentes nos serviços da especialidade, como a violência sexual e as disfunções sexuais.

A reprodução humana trata de diversos aspectos, desde a infertilidade até a contracepção, constituindo área de especial atenção dos autores, merecendo que se enalteça a habilidade que os autores e os colaboradores exibem em entregar um texto de fácil leitura e elevado grau de objetividade acadêmica, tornando o *Guia de Bolso de Ginecologia* referência para profissionais em formação nessa especialidade.

Após a primeira edição oferecida há algum tempo com enorme sucesso aos ginecologistas brasileiros, os autores conseguem produzir nesta segunda edição um guia de ginecologia ainda mais eficiente na informação e mais agradável de interagir com o teor de texto.

Antonio Carlos Vieira Cabral

Prefácio

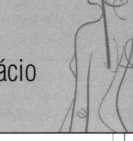

Com muita satisfação apresentamos a segunda edição do nosso *Guia de Bolso de Ginecologia*. Obra que objetiva auxiliar os médicos ginecologistas e residentes de ginecologia que necessitam manusear uma consulta rápida, eficiente e atualizada sobre os tópicos mais importantes e frequentes em consonância com a realidade brasileira. O sucesso da primeira edição com seu rápido esgotamento nos estimulou ainda mais a escrever esta segunda edição atualizada.

Esperamos continuar contribuindo para o desenvolvimento da Medicina no Brasil.

Sumário

1. **Diferenciação Sexual, 1**
   Selmo Geber
   Marcos Sampaio
   Rodrigo Hurtado

2. **Fisiologia do Ciclo Menstrual, 9**
   Guilherme Primo Geber
   Selmo Geber

3. **Esteroidogênese, 15**
   Selmo Geber
   Marcos Sampaio
   Rodrigo Hurtado

4. **Hemorragia Uterina Disfuncional, 25**
   Selmo Geber
   Marcos Sampaio
   Rodrigo Hurtado

5. **Tensão Pré-Menstrual, 31**
   Selmo Geber
   Marcos Sampaio
   Rodrigo Hurtado

6. **Amenorreia, 37**
   Selmo Geber
   Marcos Sampaio
   Rodrigo Hurtado

7. **Dismenorreia, 41**
   Selmo Geber
   Marcos Sampaio
   Rodrigo Hurtado

8. **Sexualidade e Disfunção Sexual, 51**
   Fabiene Bernardes Castro Vale

9. **Dor Pélvica Crônica, 63**
   Selmo Geber
   Marcos Sampaio
   Rodrigo Hurtado

10. **Endometriose, 69**
    Selmo Geber
    Marcos Sampaio
    Rodrigo Hurtado

11. **Atenção à Vítima de Violência Sexual, 79**
    Selmo Geber
    Marcos Sampaio
    Rodrigo Hurtado

12. **Infertilidade Conjugal, 89**
    Selmo Geber
    Marcos Sampaio
    Rodrigo Hurtado

13. **Planejamento Familiar, 107**
    Selmo Geber
    Marcos Sampaio
    Rodrigo Hurtado

14. **Perda Gestacional de Repetição, 119**
    Selmo Geber
    Marcos Sampaio
    Rodrigo Hurtado

15. **Doenças Benignas da Mama, 129**
    André Viana

16. **Câncer de Mama, 135**
    André Viana

17. **Vulvovaginite, 143**
    Selmo Geber
    Marcos Sampaio
    Rodrigo Hurtado

18. **Infecções Sexualmente Transmissíveis, 151**
    Selmo Geber
    Marcos Sampaio
    Rodrigo Hurtado

19. **Papilomavírus Humano e Displasia Cervical, 163**
    Selmo Geber
    Marcos Sampaio
    Rodrigo Hurtado

20. **Doença Inflamatória Pélvica, 171**
    Selmo Geber
    Marcos Sampaio
    Rodrigo Hurtado

21. **Infecção do Trato Urinário (ITU), 177**
    Selmo Geber
    Marcos Sampaio
    Rodrigo Hurtado

22. Incontinência Urinária, 183
Selmo Geber
Marcos Sampaio
Rodrigo Hurtado

23. Climatério, 189
Selmo Geber
Marcos Sampaio
Rodrigo Hurtado

24. Neoplasias Malignas da Vulva e da Vagina, 201
Selmo Geber
Marcos Sampaio
Rodrigo Hurtado

25. Câncer do Colo Uterino, 209
Selmo Geber
Marcos Sampaio
Rodrigo Hurtado

26. Patologias Benignas e Malignas do Útero, 217
Selmo Geber
Marcos Sampaio
Rodrigo Hurtado

27. Câncer de Ovário, 227
Selmo Geber
Marcos Sampaio
Rodrigo Hurtado

28. Distopias Genitais, 233
Selmo Geber
Marcos Sampaio
Rodrigo Hurtado

29. Fístulas Genitais, 237
Selmo Geber
Marcos Sampaio
Rodrigo Hurtado

30. Cosmiatria e Ginecologia, 241
Romeu Hurtado

Capítulo 1

Diferenciação Sexual

Selmo Geber
Marcos Sampaio
Rodrigo Hurtado

DIFERENCIAÇÃO SEXUAL GENÉTICA

O processo de diferenciação sexual se inicia no momento da fertilização de acordo com o par de cromossomos sexuais (X ou Y) herdados. Um zigoto contendo um par de cromossomos X apresenta composição gênica para se desenvolver como um indivíduo feminino. Já o zigoto com um cromossomo X e um Y, como um indivíduo masculino. Com isso os gametas produzidos por divisão celular meiótica no indivíduo do sexo feminino contêm sempre apenas um único cromossomo X. Já nos homens, aproximadamente metade dos espermatozoides produzidos conterá um cromossomo X e a outra metade, um cromossomo Y. Segue o desenvolvimento de um zígoto do sexo feminino ou masculino.

Vários genes localizados nos cromossomos sexuais (como o *SRY* e o *DAX1*) e também nos autossômicos (*WT-1*, *SF-1* e *SOX9*) participam da determinação sexual, seja em fases restritas ou ao longo de todo o processo do desenvolvimento gonadal. Alguns desses eventos genéticos já estão elucidados, sendo certo que a determinação do sexo gonadal é o principal responsável pela diferenciação sexual.

Em indivíduos do sexo masculino, as mutações identificadas nesses genes resultaram na ausência da formação gonadal ou mesmo na presença de gônadas disgenéticas, uma vez que a descida testicular requer secreção e ação local normal da testosterona nos ductos de Wolff e do hormônio antimulleriano (HAM) nos ductos de Müller, impedindo sua diferenciação. Os genes *Insl3* e *HOX* parecem promover a porção intra-abdominal dos testículos. Já a descida inguinoescrotal é controlada por androgênios, com a ativação dos genes de receptores de androgênios, o gene do HAM e o gene do seu receptor. Mutações em um deles genes resultam em ambiguidade e/ou subdesenvolvimento da genitália interna masculina.

No sexo feminino, os genes da família Wnt (*Wnt-7a* e *Wnt-4*) parecem ter seu papel no desenvolvimento dos ductos mullerianos e na supressão da diferenciação das células de Leydig no ovário. A ambiguidade genital pode resultar da deficiência da produção de testosterona pelas células de Leydig, de distúrbios no receptor androgênico ou de defeito na metabolização da testosterona pela 5-α-redutase tipo 2. Estão envolvidos nessa fase da diferenciação os seguintes genes: o do receptor de LH/hCG e os *CYP11A1*, *P450scc*, *CYP17*, *HSD3B2* e *HSD17B3*, que codificam as enzimas envolvidas na síntese de testosterona, além do gene do receptor de androgênios e do gene *SRD5A2*.

DIFERENCIAÇÃO SEXUAL GONADAL

A partir da quinta semana de gestação começa o desenvolvimento gonadal com a formação de pregas gonadais, originárias do epitélio e mesênquima celômico, e posteriormente com a migração das células germinativas a partir do saco vitelínico. Nessa fase, as gônadas são ainda bipotenciais e indiferenciadas, podendo se transformar em gônadas femininas ou masculinas.

Nas duas semanas que se seguem (6ª e 7ª), o comando é dado por meio da região determinadora do sexo (gene SRY). Caso o sexo genético seja masculino, haverá ativação do gene SRY no braço curto do cromossomo Y, gerando produção da proteína TDF (fator determinante do testículo), que, por sua vez, promove a diferenciação das células de Sertoli, túbulos seminíferos e células de Leydig, direcionando a gônada para a formação de testículo. Nesse momento, as células de Sertoli passam a produzir o MIF (fator de inibição mulleriano) ou HAM (hormônio antimulleriano). A síntese do HAM exerce uma junção essencial na diferenciação sexual.

Trata-se de um hormônio glicoproteico pertencente à superfamília do TGF-α (fator transformador de crescimento-alfa) e está expresso nas células de Sertoli não só na fase embriogênica (entre a 9ª e a 11ª semanas de gestação), mas também no final da gestação, após o nascimento e ainda no adulto, porém em níveis bem mais baixos, sugerindo que esse hormônio exerce uma ação funcional também no testículo maduro, além da sua ação na regressão dos ductos de Müller e na descida testicular no final da gestação.

Na 8ª semana, as células de Leydig começam a produzir testosterona, a qual estimula a multiplicação das células germinativas, que somente com o advento da puberdade passam a ser diferenciadas.

Entre a 7ª e 8ª semanas, caso o SRY esteja ausente, ocorre o direcionamento da gônada para formação dos ovários, com a proliferação mitótica das células germinativas do córtex atingindo cerca de seis milhões de células na 20ª semana. Nessa época, cerca de dois milhões de folículos primordiais já se encontram com oócitos na primeira fase da meiose, atingindo seu pico durante a puberdade.

Formação das genitálias internas e externas

Na 8ª semana de gestação é iniciada a diferenciação da genitália interna, que se desenvolve a partir do mesoderma e do par dos ductos de Müller (paramesonéfricos) e dos de Wolff (mesonéfricos) presentes no feto. Os mesonéfricos estão presentes no feto a partir da 3ª semana de gestação e os ductos paramesonéfricos aparecem a partir da 6ª semana de gestação e, de acordo com a influência hormonal ovariana ou testicular recebida pelo embrião, haverá desenvolvimento de um e regressão do outro. Durante esse período da 8ª semana, a genitália externa é formada por três estruturas básicas: tubérculo genital, seio urogenital e duas pregas labioescrotais. Daí, por mediação da diidrotestosterona, há a diferenciação em genitália masculina ou feminina.

Sexo masculino

As células de Sertoli presentes nos testículos produzem o HAM ou MIF, proporcionando que os ductos de Müller regridam ao mesmo tempo em que as células de Leydig iniciam a produção de testosterona, estimulando o desenvolvimento do ducto mesonéfrico para a formação do epidídimo, do ducto deferente e das vesículas seminais.

Já a genitália externa inicia sua diferenciação assim que as células de Leydig começam a produzir testosterona, a qual se converte em diidrotestosterona por meio da 5-α-redutase, relacionando-se com os receptores nos tecidos-alvo, resultando na diferenciação em pênis, a partir do desenvolvimento do tubérculo genital, e com a bolsa escrotal e a uretra peniana, a partir da fusão das pregas labioescrotais e do prolongamento do seio urogenital, respectivamente, terminando na 14ª semana.

A migração testicular desde o polo inferior do rim até a bolsa escrotal ocorre em duas fases: a da migração transabdominal e a da descida inguinoescrotal. A fixação do testículo na parede abdominal é feita cranialmente pelo ligamento suspensório e caudalmente pelo gubernáculo. No sexo masculino, o fator promotor da descida abdominal do testículo é a contração e o crescimento do gubernáculo associados à regressão do ligamento suspensório.

Sexo feminino

No sexo feminino, a ausência do HAM permite o desenvolvimento dos ductos de Müller, que formarão as trompas, o útero e os 2/3 superiores da vagina. Já a ausência da testosterona faz com que os ductos de Wolff regridam. Alguns estudos sugerem que o estrogênio possa ter alguma função nessa regressão.

Não há evidências de que um gene específico seja responsável pela diferenciação dos genitais internos femininos; contudo, alguns estudos demonstram que a família Wnt influencia no desenvolvimento dos ductos mullerianos. Supõe-se que o gene *Wnt-4* suprime a diferenciação das células de Leydig no ovário e o gene *Wnt-7a* completa o desenvolvimento dos derivados mullerianos.

Cabe ressaltar que há um par de ductos paramesonéfricos que crescem com influencia ovariana ipsilateralmente e se fundem na região pélvica central, o que acarreta a formação de um septo vertical que tende a desaparecer entre a 20ª e a 22ª semanas. Na vida adulta, as mulheres podem apresentar alguns remanescentes dos ductos, como as hidátides de Morgagni nas trompas e os ductos de Gartner na parede vaginal.

A genitália externa feminina também se desenvolve passivamente na ausência da diidrotestosterona. Há formação do clitóris a partir do tubérculo genital, grandes lábios e pequenos lábios, das pregas labioescrotais e terço inferior da vagina e uretra, e a partir do seio urogenital, tornando-se completa na 20ª semana.

Estados intersexuais

Dentre as diversas classificações dos estados intersexuais a mais aceita é a que se baseia nas alterações de sexo gonadal, notabilizando-se os problemas que abrangem o tema, desde a definição etiológica até os estigmas enfrentados pelos portadores de anomalias de diferenciação sexual. A incidência desse tipo de falhas do desenvolvimento pode chegar a 1 em cada 4.500 nascimentos.

Em 1876, Klebsem descreveu a classificação com fundamento na natureza da gônada presente, sendo três os seguintes grupos básicos: o pseudo-hermafroditismo masculino (PHM = *genitália ambígua com testículos*), o pseudo-hermafroditismo feminino (PHF = *genitália ambígua com ovários*) e o hermafroditismo verdadeiro (HV = *testículo e ovário com ou sem genitália ambígua*).

Com o advento dos cromossomos, os estudiosos passaram a definir PHM como ambiguidade genital na presença de um cariótipo 46 XY e PHF como ambiguidade genital com cariótipo 46 XX, mantendo-se a anatomia gonadal como base para o diagnóstico de HV.

Há ainda questões sociais relevantes em discussão para a adoção da nomenclatura definitiva, uma vez que os pacientes sendo rotulados como hermafroditas ou pseudo-hermafroditas causam constrangimento e apresentam conotação um tanto pejorativa da sua condição clínica.

Bibliografia

Arnold AP. A general theory of sexual differentiation. J Neurosci Res. 2017; 95:291-300.

Arnold AP, Chen X, Itoh Y. What a difference an X or Y makes: sex chromosomes, gene dose, and epigenetics in sexual differentiation. Handb Exp Pharmacol. 2012; 67-88.

Carré GA, Greenfield A. The Gonadal Supporting Cell Lineage and Mammalian Sex Determination: The Differentiation of Sertoli and Granulosa Cells. Results Probl Cell Differ. 2016; 58:47-66.

Rotgers E, Jørgensen A, Yao HH. At the Crossroads of Fate-Somatic Cell Lineage Specification in the Fetal Gonad. Endocr Rev. 2018; 39:739-59.

Stévant I, Nef S. Genetic Control of Gonadal Sex Determination and Development. Trends Genet. 2019. pii: S0168-9525(19)30033-2.

Capítulo 2

Fisiologia do Ciclo Menstrual

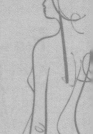

Guilherme Primo Geber
Selmo Geber

INTRODUÇÃO

O ciclo menstrual é o resultado do conjunto de eventos relacionados pelo eixo hipotalâmico-hipofisário-ovariano por meio dos mecanismos de retroalimentação. O hipotálamo inicia o processo com a produção do hormônio liberador de gonadotrofina (GnRH) liberado pelo sistema porta hipotálamo-hipofisário na hipófise anterior. A secreção do GnRH pelo hipotálamo é influenciada por neurotransmissores, como norepinefrina, dopamina e serotonina, assim como por neuromoduladores, como opiáceos endógenos e prostaglandinas, além da influência do ovário (estrogênios e androgênios) por *feedback* tanto positivo como negativo.

A partir do estímulo feito pela liberação pulsátil do GnRH, as células gonadotróficas da hipófise anterior produzem e secretam os hormônios luteinizante (LH) e folículo estimulante (FSH), os quais, sofrem influência direta dos esteróides ovarianos (estradiol e progesterona) e pela inibina que modulam a frequência e a amplitude do pulso das gonadotrofinas.

FASE FOLICULAR

A fase folicular é iniciada no primeiro dia da menstruação e dura até o pico do LH, apresentando duração média de 10 a 14 dias. Nessa fase, um *pool* de folículos é selecionado para iniciar seu crescimento, se apenas completará seu desenvolvimento até atingir a ovulação. Durante seu desenvolvimento, o folículo passa os estágios de folículo primordial, primário, pré-antral, antral e pré-ovulatório.

SISTEMA DE DUAS CÉLULAS, DUAS GONADOTROFINAS

No caso dos folículos pré-antrais e antrais, as células da teca contêm receptores para LH, e as células da granulosa possuem receptores para o FSH. Os receptores de LH ativam as células da teca para que produzam androgênios, os quais são transportados para as células da granulosa, onde são aromatizados e convertidos em estrogênios.

FOLÍCULO DOMINANTE

O folículo dominante é selecionado pelo ambiente folicular predominantemente estrogênico. Essa seleção que ocorre entre o 5º e o 7º dias do ciclo menstrual é devida ao *feedback* negativo na secreção de FSH pela hipófise em resposta à produção elevada de estrogênio e de inibina nessa fase do ciclo. Essa redução faz o FSH atuar apenas sobre o folículo dominante, que possui ambiente estrogênico e um número elevado de receptores FSH. Além disso, o folículo dominante possui maior vascularização, o que possibilita a atuação mais eficaz do FSH.

Ao final da fase de folículo antral, o FSH induz o surgimento de receptores de LH também nas células da granulosa, promovendo melhor resposta do folículo ao pico de LH que ocorre na metade do ciclo responsável pela ovulação.

Fase pré-ovulatória

O folículo pré-ovulatório apresenta um aumento nas células da granulosa e na vascularização das células da teca. Próximo à maturação, ele produz quantidades crescentes de estrogênios, que se elevam rapidamente até atingir seu pico. A partir dele ocorre elevação dos níveis de LH até atingir seu pico, que irá determinar a luteinização das células da granulosa com produção de progesterona e concomitante surgimento de receptores para esse hormônio nas células da granulosa.

Fase ovulatória

O pico do LH determina a retomada da meiose, a luteinização do folículo e a ovulação.

Fase lútea

Uma vez liberado o oócito, o corpo lúteo é formado a partir do aumento na vascularização e proliferação das células da granulosa e da teca, que sofrem hipertrofia e hiperplasia, além de haver acúmulo de gotas lipídicas (luteína) no citoplasma, o qual será o responsável pela produção de ocitocina, relaxina, inibina, além de outros fatores de crescimento. Cerca de 8 dias após o pico de LH, a produção da progesterona e a vascularização atingem o seu máximo. Para que a secreção de progesterona seja mantida pelo corpo lúteo, ele necessita de quantidades pequenas, porém, constantes de LH. O pico de LH determina não somente a luteinização, como também eleva o número de receptores de progesterona, ao mesmo tempo em que reduz aqueles de estrogênio, FSH e LH.

Caso não ocorra fecundação, o corpo lúteo cerca de 10 dias após a ovulação entrará em regressão, o que se dará por meio da desidratação das células lúteas e condensação de sua cromatina nuclear com posterior morte celular. O intervalo médio entre a ovulação e a fecundação se situa entre 14 dias, e o evento da menstruação decorre de quedas nos níveis de estrogênio e progesterona na fase lútea tardia. Por *feedback* negativo, os baixos níveis séricos desses hormônios, juntamente da inibina, promovem aumento do FSH, cerca de 2 dias antes da menstruação.

Endométrio

O endométrio sofre alterações citológicas e histológicas de origem vasculares, glandulares e estromais durante o ciclo menstrual. Essas alterações culminam em um sangramento menstrual que ocorre quando o corpo lúteo cessa a secreção de progesterona.

O endométrio durante a fase folicular apresenta sua fase proliferativa com um crescimento determinado pelo aumento dos níveis de estrogênio. Nessa fase ocorrerão a proliferação das glândulas endometriais e o espessamento da mucosa. Na fase lútea, por ação da progesterona, as glândulas se tornam espiraladas e secretoras, ocorrendo então maior vascularidade e edema do estroma. Ao fim dessa fase, o estroma fica ainda mais edematoso, acarretando necrose do endométrio e dos vasos sanguíneos e, consequentemente, o sangramento do endométrio.

COLO UTERINO E MUCO CERVICAL

O orifício cervical diminui seu diâmetro durante o ciclo menstrual, passando de cerca de 3 mm para 1 mm. Isso ocorre porque o edema cervical, a congestão e a vascularidade durante a fase folicular se torna ainda mais intensas em virtude da ação.

O muco cervical apresenta aumento de sua elasticidade (filância) durante a fase folicular, por efeito do estrogênio, e durante a fase lútea, por ação da progesterona, se apresenta mais espesso e menos aquoso, perdendo sua elasticidade.

Bibliografia

Allshouse A, Pavlovic J, Santoro N. Menstrual Cycle Hormone Changes Associated with Reproductive Aging and How They May Relate to Symptoms. Obstet Gynecol Clin North Am. 2018;45:613-28.

Hale GE, Zhao X, Hughes CL, Burger HG, Robertson DM, Fraser IS. Endocrine features of menstrual cycles in middle and late reproductive age and the menopausal transition classified according to the Staging of Reproductive Aging Workshop (STRAW) staging system. J Clin Endocrinol Metab. 2007;92:3060-7.

Messinis IE. From menarche to regular menstruation: endocrinological background. Ann N Y Acad Sci. 2006;1092:49-56.

Messinis IE, Messini CI, Dafopoulos K. Novel aspects of the endocrinology of the menstrual cycle. Reprod Biomed Online. 2014;28:714-22.

Messinis IE. Ovarian feedback, mechanism of action and possible clinical implications. Hum Reprod Update. 2006;12:557-71.

Capítulo 3

Esteroidogênese

Selmo Geber
Marcos Sampaio
Rodrigo Hurtado

Introdução

A esteroidogênese é o conjunto de processos que dá origem aos hormônios esteroides e ocorre a partir do metabolismo de lipídios nos ovários, testículos, placenta e glândulas suprarrenais, é realizada pelo aproveitamento de radicais acetato, a partir da síntese do colesterol mediado enzimaticamente.

Etapas da esteroidogênese

O colesterol representa a matéria-prima da esteroidogênese. Todos os órgãos produtores de esteroides, com exceção da placenta, são capazes de produzir colesterol no retículo endoplasmático liso a partir de radicais acetato. No entanto, essa produção não é suficiente, e a maior parte desse precursor usado na esteroidogênese é de origem sérica. O colesterol é transportado na circulação sanguínea por lipoproteínas de baixa densidade (LDL), os quais se ligam a receptores de membrana específicos nas células dos órgãos esteroidopoéticos, o que possibilita a entrada do colesterol na célula.

As etapas da esteroidogênese a partir do colesterol estão descritas na Figura 3.1. A esteroidogênese se processa mediante uma cascata esteróidica na supra-renal, ovário e tecidos periféricos, sendo controlada parcialmente pela ação do hormônio adrenocorticotrófico (ACTH) e do hormônio luteinizante (LH). No ovário, a testosterona e a androstenediona apresentam sua produção máxima no meio do ciclo, sendo produzidas pelo folículo, células estromais e, em menor quantidade, pelo corpo lúteo.

A deficiência de enzimas necessárias à esteroidogênese da suprarrenal como a 21-hidroxilase, 11β-hidroxilase e 3β-hidroxiesteroide desidrogenase, acarreta a impossibilidade da produção do cortisol e, nos casos mais graves, mineralocorticoides. Com isso, acumulam-se os precursores androgênicos. A impregnação androgênica resultante em uma criança do sexo feminino ocasiona o aparecimento de sinais característicos, como adrenarca, virilização da genitália externa, acne, odor corporal típico de adultos e aceleração da maturação óssea. A hiperplasia congênita da suprarrenal é a expressão clínica da redução da atividade das enzimas. É um distúrbio autossômico recessivo que se caracteriza pelo acúmulo de precursores androgênicos desde a vida intrauterina, podendo determinar o aparecimento de genitália ambígua em meninas.

MECANISMO GERAL DE ESTÍMULO DA ESTEROIDOGÊNESE

Para esse conjunto de reações ser desencadeado é preciso um estímulo hormonal que será específico para cada órgão. Os hormônios tróficos específicos se ligam a um receptor específico

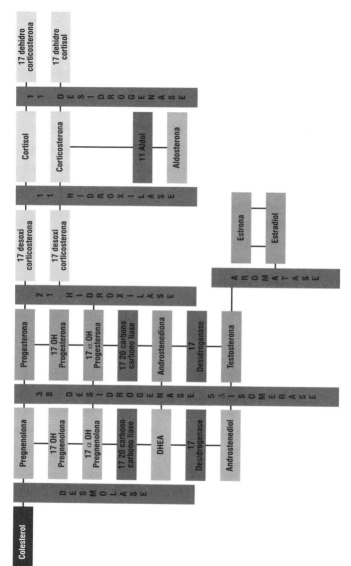

FIGURA 3.1. Esteroidogênese.
Fonte: autoria própria.

na membrana celular do órgão efetor, ativando a adenilciclase, responsável por converter a adenosina-trifosfato (ATP) em adenosina-monofosfato cíclico (AMPc). A AMPc se liga a uma proteína citoplasmática. Esse novo complexo será responsável pela ativação das enzimas envolvidas na esteroidogênese, que normalmente estão presentes na célula em sua forma inativa. A AMPc é então degradada pela fosfodiesterase, resultando em 5-AMP-inativa.

As enzimas envolvidas na esteroidogênese podem ser divididas em dois grupos: as do tipo citocromo P450, que podem ser encontradas na mitocôndria ou no retículo endoplasmático liso, e as hidroxiesteroides desidrogenases encontradas no retículo endoplasmático.

VIAS INTRACELULARES DA ESTEROIDOGÊNESE

O colesterol plasmático penetra na célula, ao mesmo tempo em que é sintetizado no retículo endoplasmático liso a partir de radicais acetato. A clivagem do colesterol ocorre em nível mitocondrial, originando a pregnenolona, a qual desencadeia no retículo endoplasmático liso a síntese de hormônios esteroides, segundo a diferenciação dos órgãos secretores.

Inicialmente são formados a progesterona, os androgênios e os estrogênios. No entanto, a síntese dos principais corticóides impõe um retorno dos precursores às mitocôndrias para a síntese de cortisol, corticosterona e aldosterona.

ESTEROIDOGÊNESE NO CÓRTEX DA SUPRARRENAL

O córtex da suprarrenal se divide histologicamente em três camadas: reticular, fascicular e glomerular. A cada uma é destinada a secreção peculiar de um grupo de hormônios.

A camada reticular sintetiza essencialmente androgênios (esteroides C-19) a partir da progesterona e da 17-hidroxiprogesterona, sob a ação da 21-hidroxilase. Os mais importantes são a deidroepiandrosterona (DHEA) e, em proporção menor, a androstenodiona, além da forma sulfatada da DHEA (DHEAS). A suprarrenal é responsável por 90% da produção de DHEA e por 100% da DHEAS, a qual corresponde a um excelente marcador da produção de andrógenos nesse órgão.

A camada fascicular origina os glicocorticoides, com o cortisol se apresentando como o principal representante na espécie humana.

A camada glomerular não se apresenta continuamente, mas como ilhotas na superfície da glândula e produz os corticoides sem oxigênio no carbono 11 (11-desoxi) – mineralocorticoides –, sendo o mais predominante a aldosterona e, em proporção bem inferior, a 11-desoxicorticosterona (DOCA).

ESTEROIDOGÊNESE OVARIANA

A formação dos hormônios esteroides ocorre a partir do estímulo das gonadotrofinas (folículo estimulante [FSH] e hormônio luteinizante [LH]) e a esteroidogênese ovariana nas células da teca e da granulosa, que reúnem papéis complementares, formando o "sistema de duas células", que explica de forma simples e esquemática a esteroidogênese ovariana.

Esteroidogênese na fase folicular

Os folículos primários armazenados no ovário desde o período intrauterino iniciam seu desenvolvimento independentemente da ação hormonal até o estágio pré-antral. No início de cada ciclo inicia-se a produção hormonal estimulada pelo FSH, a qual possibilitará o desenvolvimento folicular.

As células da teca possuem apenas receptores para LH. Quando o LH se liga a esses receptores, ele ativa, via AMPc, o complexo enzimático responsável pela conversão do colesterol em androstenediona e testosterona (Figura 3.1). Esses hormônios passam por difusão para as células da granulosa onde servirão de substrato para a produção de estrogênios. Nos folículos pré-antrais, a presença dos androgênios nas células da granulosa também contribuir para a ativação do complexo de aromatização.

Por outro lado, caso se apresentem em altas doses, passam a favorecer outra via enzimática, a da 5-α-redutase, responsável por converter o androgênio em 5-α-androgênio. Esse produto, além de não poder ser convertido em estrogênio, inibe a aromatização e a formação de receptores de LH nas células da granulosa. Todos esses fenômenos acabam por determinar a atresia folicular.

Nas células da granulosa, o FSH, também via AMPc, ativa a aromatização, e a androstenediona e a testosterona são convertidas em estrona e estradiol (Figura 3.2). No folículo pré-antral, a produção de estrogênio estimula a proliferação das células da granulosa, havendo um aumento do líquido folicular, formando uma cavidade dentro do folículo e o transformando em folículo antral.

Os folículos antrais sob influência do FSH mantêm seu crescimento e produção crescente de estrogênio, os quais determinarão a diminuição da secreção de FSH pela hipófise. Esse fato ocasiona uma redução da atividade da aromatase e, consequentemente, androgenização intrafolicular e atresia. Entretanto, um dos folículos recrutados não sofre a influência

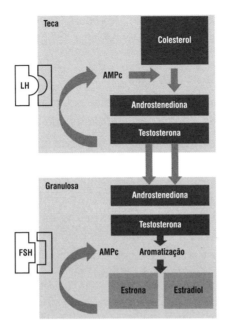

FIGURA 3.2. Sistema de duas células.

Fonte: Adaptada de Speroff, L. and Fritz, M. [2005]. The clinical gynecologic endocrinology and infertility. 7th Edition, Lippincott Williams & Wilkins, Philadelphia.

dessa diminuição do FSH e passa por transformações que permitem a continuidade do seu crescimento – folículo dominante. Ainda por influência do FSH, passa a expressar receptores para LH nas células da granulosa, evento esse fundamental para que ocorra a ovulação.

Outros peptídeos produzidos nas células da granulosa em resposta ao FSH são a inibina e a ativina. A inibina aumenta o efeito de estimulação do LH sobre a síntese de androgênios nas células da teca. Já a ativina exerce importante atividade autócrina, aumentando a ação do FSH em razão do aumento da produção de seus receptores. Apresenta também como efeito a supressão da síntese de androgênios nas células da granulosa.

Esteroidogênese na fase lútea

Após a ovulação, o folículo roto passa por transformações estruturais, bioquímicas e hormonais, transformando-se em corpo lúteo.

Na fase lútea, as células da granulosa se tornam mais proeminentes do que as da teca, passando a produzir, assim, estradiol e progesterona, sob o estímulo do LH, mesmo em baixas doses (Figura 3.3). Apesar de o sistema de duas células continuar existindo, o papel do FSH no estímulo à produção de estradiol passa a ser substituído pelo LH. No corpo lúteo, a secreção de estradiol e progesterona ocorre de forma intermitente, acompanhando os pulsos de LH.

Para a adequação da produção hormonal na fase lútea é preciso que a fase folicular tenha ocorrido normalmente. O acúmulo de receptores de LH nas células da granulosa na fase folicular garante a luteinização do folículo roto e, portanto, uma adequada esteroidogênese do corpo lúteo. Um dos papéis importantes do

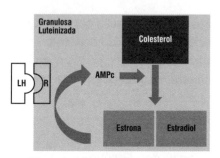

FIGURA 3.3. Esteroidogênese na fase lútea.

Fonte: Adaptada de Speroff, L. and Fritz, M. (2005) The clinical gynecologic endocrinology and infertility. 7th Edition, Lippincott Williams & Wilkins, Philadelphia.

LH na fase lútea inicial é estimular a produção de receptores de membrana para LDL no corpo lúteo. A presença desses receptores garante a entrada nas células do colesterol substrato para a produção de estradiol e progesterona.

Também sob efeito do LH, as células do corpo lúteo produzem a inibina A, a qual em associação com o estradiol e a progesterona será responsável por inibir a liberação de FSH. Consequentemente impedirá o início de um novo desenvolvimento folicular. A produção de inibina B deixa de existir, e a inibina A passa a ser produzida nas células da granulosa quando o número de receptores de LH cresce no folículo dominante, passando esse hormônio a controlar a produção folicular.

Com a luteinização aumentam não só as concentrações da desmolase e da 17-hidroxidesidrogenase (Figura 3.1), como também a produção de estrogênio e progesterona. Essa última apresenta seu pico máximo cerca de 8 dias após o pico de LH.

Após 14 dias, o corpo lúteo deve continuar sendo estimulado pelo hCG, que possui uma molécula muito semelhante à do LH e, portanto, ocupa seus receptores. Caso isso não ocorra, o corpo lúteo se degenera, transformando-se em corpo albicans.

Metabolismo dos hormônios esteroides

Os hormônios esteroides, quando alcançam a circulação sanguínea, tendem a se ligar a proteínas específicas. Apenas uma pequena fração permanece livre e representa a forma responsável pela atividade biológica. A forma ligada às proteínas é denominada de reserva.

Os estrogênios e androgênios terminais se ligam principalmente às globulinas de ligação dos hormônios sexuais (*sex hormone binding globulin* – SHBG), que pode ter seus níveis plasmáticos alterados em determinadas condições, modificando também os níveis da fração livre desses hormônios.

A gestação, a administração de estrogênios e o hipertireoidismo aumentam os níveis de SHBG, enquanto a administração de corticoides, androgênios, progestógenos, hormônio de crescimento, insulina e IGF-I ocasionam a diminuição de seus níveis.

A SHBG também sofre interferência do peso corporal e os seus níveis são inversamente proporcionais ao índice de massa corporal. Desse modo, os pacientes com aumento de peso apresentam baixos níveis de SHBG. A hiperinsulinemia e a resistência à insulina também acarretam a diminuição da SHBG. Por esse motivo, os pacientes com essas patologias podem apresentar distúrbios da função ovariana associados.

Os esteroides são metabolizados principalmente no fígado, onde são esterificados para se tornarem hidrossolúveis e serem eliminados na urina.

Bibliografia

Africander D, Verhoog N, Hapgood JP. Molecular mechanisms of steroid receptor-mediated actions by synthetic progestins used in HRT and contraception. Steroids. 2011;76:636-52.

Blakemore J, Naftolin F. Aromatase: Contributions to Physiology and Disease in Women and Men. Physiology (Bethesda). 2016;31:258-69.

Louw-du Toit R, Storbeck KH, Cartwright M, Cabral A, Africander D. Progestins used in endocrine therapy and the implications for the biosynthesis and metabolism of endogenous steroid hormones. Mol Cell Endocrinol. 2017;441:31-45.

Mlynarcikova A, Fickova M, Scsukova S. Impact of endocrine disruptors on ovarian steroidogenesis. Endocr Regul. 2014;48:201-24.

Uzumcu M, Zama AM, Oruc E. Epigenetic mechanisms in the actions of endocrine-disrupting chemicals: gonadal effects and role in female reproduction. Reprod Domest Anim. 2012;47 Suppl 4:338-47.

Capítulo 4

Hemorragia Uterina Disfuncional

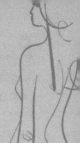

Selmo Geber
Marcos Sampaio
Rodrigo Hurtado

Introdução

A hemorragia uterina disfuncional é definida como qualquer sangramento uterino irregular que ocorre sem a presença de uma patologia ou doença definida e, por isso, se considera um diagnóstico de exclusão. Devemos afastar clinicamente a possibilidade de doença de base, gravidez e/ou doença ginecológica em evolução. Seu aparecimento sugere algum tipo de interrupção do controle exercido pelos hormônios ovarianos sobre o endométrio. O sangramento se apresenta de forma variada, como menorragia, metrorragia, polimenorreia ou mesmo *spotting*. Em geral, vem acompanhado ou intercalado de ciclos oligo ou anovulatórios.

É um quadro relativamente frequente, respondendo por 10% a 15% das consultas ginecológicas, podendo ocasionar desde desconforto social para a paciente até sangramentos maciços com necessidade de internação hospitalar e hemotransfusão, além de acometer preferencialmente mulheres nos extremos da idade reprodutiva (50% no climatério e 20% a 30% nas adolescentes).

FISIOPATOLOGIA

A secreção estrogênica contínua e/ou prolongada exerce estímulo para o crescimento do tecido endometrial sem descamação menstrual, tornando-se hipertrófico e sujeito a isquemia e ao consequente desabamento. A cicatrização das áreas de desabamento ocorre de forma assincrônica, acarretando períodos longos e irregulares de sangramento uterino, onde, em cada momento do mês, uma diferente região da cavidade endometrial estará descamando.

O volume do sangramento dependerá do estímulo estrogênico crônico, sendo mais leve e escurecido (*spotting*) nos casos de baixos níveis de estrogênios e mais hemorrágico (metrorragia) nos casos de altos níveis de secreção estrogênica. Essa secreção estrogênica não antagonizada aumenta o risco dessas pacientes para hiperplasia e câncer endometrial (1% a 2%). A perda sanguínea ocasiona a anemia em até 30% das mulheres acometidas, e a infertilidade é frequente tanto em razão da anovulação quanto da iatrogenia por procedimentos cirúrgicos desnecessários sobre a cavidade endometrial (curetagem semiótica, ablação endometrial e histerectomia).

QUADRO CLÍNICO E DIAGNÓSTICO

Sangramento uterino de pequena monta ou hemorragia uterina, ambos seguindo um período de amenorreia. A presença de obesidade, o hiperandrogenismo (hirsutismo, alopecia e acne) e o oligomenorreia sugerem síndrome de ovários policísticos (SOP). O uso de hormônios esteroides deve ser investigado incluindo o uso irregular de contraceptivos e dispositivo intrauterino.

Deve-se excluir gravidez através do β-hCG sérico e distúrbios de coagulação e doença de Von Willebrand pela história familiar (epistaxe > 10 min, equimoses, sangramento excessivo em procedimentos dentários) e por hemograma com plaquetas e coagulograma.

A citologia oncótica cervical e/ou colposcopia servirão para afastar um diagnóstico de neoplasia cervical e infecção sexualmente transmissível (IST) com lesão sangrante. Dosagens de hormônio estimulante da tireoide (TSH) e prolactina ajudam no diagnóstico de outros quadros anovulatórios que não a SOP.

O exame físico e a ultrassonografia são indispensáveis para afastar causas anatômicas, como leiomiomas e pólipos endometriais, podendo ser complementados por histerossonografia.

A histeroscopia diagnóstica é o padrão-ouro para avaliação da cavidade endometrial e deve ser acompanhada de biópsia dirigida nos casos de risco elevado para neoplasia endometrial (obesas mórbidas, anovulatórias crônicas e idade superior a 35 anos).

TRATAMENTO

Os anticocepcionais orais (ACO) conseguem sincronizar o endométrio em até três ciclos. Os ACO à base de levonorgestrel têm menor risco de fenômenos tromboembólicos do que aqueles à base de drospirenona.

As mulheres com contraindicação absoluta ao uso de ACO podem usar progestínicos (acetato de medroxiprogesterona) de forma cíclica, ou seja, durante 14 dias a cada 20 dias, mas não haverá proteção contraceptiva. A estrogenoterapia isolada em altas doses (estrogênios conjugados ou valerato de estradiol) é a escolha nos casos de sangramentos graves com repercussão hematimétrica e/ou hemodinâmica. Se o sangramento não cessar em até 24 horas do início do uso, está indicada a realização de curetagem uterina. O DIU medicado com progestínicos também é uma boa opção.

Nas pacientes em que há diagnóstico de coagulopatia deve-se indicar hemoterapia segundo a necessidade (concentrado de plaquetas, crioprecipitado ou fatores de coagulação VIII, IX ou XI).

O tratamento cirúrgico (histerectomia) é terapia definitiva, e devendo ser guardada como última opção para aquelas pacientes que não respondem adequadamente à hormonoterapia e que já têm a prole definida.

A ablação endometrial só tem indicação para pacientes com estado clínico que contraindique uma histerectomia em virtude de sua característica de resolução apenas temporária (6 a 12 meses) do sangramento.

Bibliografia

ACOG Practice Bulletin. ACOG Practice Bulletin Nº 110: noncontraceptive uses of hormonal contraceptives. Obstet Gynecol. 2010; 115(1):206-18.

Breitkopf D, Goldstein SR, Seeds JW. ACOG technology assessment in obstetrics and gynecology. Number 3, September 2003. Saline infusion sonohysterography. Obstet Gynecol. 2003; 102(3):659-62.

Centers for Disease Control and Prevention. Office of Surveillance, Epidemiology, and Laboratory Services. U.S. Department of Health and Human Services. U.S. Medical Eligibility Criteria for Contraceptive Use, 2010. MMWR Early Release. 2010; 59:1-85.

Edelman AB, Koontz SL, Nichols MD, Jensen JT. Continuous oral contraceptives: are bleeding patterns dependent on the hormones given? Obstet Gynecol. 2006; 107(3):657-65.

Edelman AB, Micks E, Gallo MF, Jensen JT, Grimes DA. Continuous or extended cycle vs. cyclic use of combined hormonal contraceptives for contraception. Cochrane Database Syst Rev. 2014; 7:CD004695.

Fergusson RJ, Lethaby A, Shepperd S, Farquhar C. Endometrial resection and ablation versus hysterectomy for heavy menstrual bleeding. Cochrane Database Syst Rev. 2013; 11(11):CD000329.

Huq FY, Tvarkova K, Arafa A, Kadir RA. Menstrual problems and contraception in women of reproductive age receiving oral anticoagulation. Contraception. 2011; 84(2):128-32.

James AH. Bleeding disorders in adolescents. Obstet Gynecol Clin North Am. 2009; 36(1):153-62.

James AH, Kouides PA, Abdul-Kadir R et al. Von Willebrand disease and other bleeding disorders in women: consensus on diagnosis and management from an international expert panel. Am J Obstet Gynecol. 2009; 201(1):12.e1-8.

Kadir RA, Economides DL, Sabin CA, Owens D, Lee CA. Variations in coagulation factors in women: effects of age, ethnicity, menstrual cycle and combined oral contraceptive. Thromb Haemost. 1999; 82(5):1456-61.

Kingman CE, Kadir RA, Lee CA, Economides DL. The use of levonorgestrel-releasing intrauterine system for treatment of menorrhagia in women with inherited bleeding disorders. BJOG. 2004; 111(12):1425-8.

Martinelli I, Lensing AW, Middeldorp S et al. Recurrent venous thromboembolism and abnormal uterine bleeding with anticoagulant and hormone therapy use. Blood. 2016; 127(11):1417-25.

Matteson KA, Rahn DD, Wheeler TL II et al. Society of Gynecologic Surgeons Systematic Review Group. Nonsurgical management of heavy menstrual bleeding: a systematic review. Obstet Gynecol. 2013; 121(3):632-43.

Munro MG, Critchley HO, Broder MS, Fraser IS. FIGO Working Group on Menstrual Disorders. FIGO classification system (PALM-COEIN) for causes of abnormal uterine bleeding in nongravid women of reproductive age. Int J Gynaecol Obstet. 2011; 113(1):3-13.

Philipp CS, Dilley A, Miller CH et al. Platelet functional defects in women with unexplained menorrhagia. J Thromb Haemost. 2003; 1(3):477-84.

Själander A, Friberg B, Svensson P, Stigendal L, Lethagen S. Menorrhagia and minor bleeding symptoms in women on oral anticoagulation. J Thromb Thrombolysis. 2007; 24(1):39-41.

van Eijkeren MA, Christiaens GC, Haspels AA, Sixma JJ. Measured menstrual blood loss in women with a bleeding disorder or using oral anticoagulant therapy. Am J Obstet Gynecol. 1990; 162(5):1261-3.

Warner PE, Critchley HO, Lumsden MA, Campbell-Brown M, Douglas A, Murray GD. Menorrhagia I: measured blood loss, clinical features, and outcome in women with heavy periods: a survey with follow-up data. Am J Obstet Gynecol. 2004; 190(5):1216-3.

Capítulo 5

Tensão Pré-Menstrual

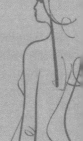

Selmo Geber
Marcos Sampaio
Rodrigo Hurtado

Introdução

A síndrome da tensão pré-menstrual (TPM) é atualmente chamada de distúrbio disfórico pré-menstrual (PMDD), e é definida o um conjunto de sintomas físicos (mastalgia, edema, acne e constipação) e comportamentais que ocorre na segunda metade do ciclo menstrual, podendo interferir significativamente na vida da mulher, seguido de um período sem sintomas. Acomete 3% a 5% das mulheres, e o diagnóstico atual segue critérios bem definidos.

Não se conhece a real fisiopatologia da TPM, mas parece haver influência dos esteroides ovarianos nos neutrotransmissores (opioides, serotonina). Não foi confirmada nenhuma interferência de fatores psicossociais ou dos níveis de vitaminas ou minerais no surgimento da TPM, nem existe correlação com etnia e fatores genéticos.

A incidência dos sintomas físicos descrita na literatura varia, podendo chegar a 80% das mulheres com ciclos menstruais regulares, e cerca de 5% a 10% das mulheres apresentam formas graves e agudas a ponto de impedirem a rotina ou o trabalho. Avaliando-se as taxas de internação hospitalar de mulheres de acordo com o período menstrual observa-se um aumento, na fase lútea, nos atendimentos de emergência. Os casos mais graves são as tentativas e consumação de autoextermínio, crimes violentos, acidentes, prescrições de antidepressivos e uso abusivo de cigarros e outras drogas. Além disso, observa-se aumento na frequência de crises de pânico, de bulimia e agravamento de sintomas ansiosos, depressivos, obsessivo-compulsivos ou mesmo agravamento e aparecimento de sintomas.

Diagnóstico

Diversos sintomas são atribuídos à TPM (mais de 150) e, por isso, é necessária a presença de pelo menos cinco destes 11 critérios:

- Depressão do humor.
- Tensão e/ou ansiedade.
- Labilidade afetiva.
- Raiva e/ou irritabilidade.
- Dificuldade de concentração.
- Falta de interesse por atividades cotidianas.
- Fadiga (astenia).
- Alterações no apetite (desejos).
- Insônia e distúrbios do sono.
- Sensação de falta de autocontrole.
- Sintomas físicos (mastalgia, cefaleia, edema, acne, constipação).

O quadro grave e agudo pode ser diagnosticado pelos sintomas e, principalmente, pela sua gravidade. A correlação com a fase lútea do ciclo e a ausência de outros fatores são fundamentais para confirmar o diagnóstico. Ainda a respeito da anamnese é importante avaliar história menstrual, uso de medicamentos e história de doenças psiquiátricas. Um exame físico cuidadoso permite afastar outras doenças.

Para propedêutica complementar devem ser pedidos perfil bioquímico, hemograma e TSH para excluir condições médicas que possam apresentar sintomas que simulem uma TPM. É fundamental a feitura do diagnóstico diferencial com doenças psiquiátricas, – ansiedade, depressão, perimenopausa – e outras doenças, como enxaqueca, síndrome do cólon irritável, anemia e hiper ou hipoteroidismo.

TRATAMENTO

O tratamento depende da gravidade dos sintomas e de sua ciclicidade. Em situações agudas, em serviços de urgência, o tratamento medicamentoso representa aquele com resultados mais imediatos. As alternativas comportamentais e mudanças de dieta devem ser reservadas para os casos crônicos e leves/moderados. Do mesmo modo, análogos do hormônio liberador de gonadotrofina (GnRH) e contraceptivos, podem ter efeito para o tratamento das formas crônicas

Os antidepressivos inibidores da recaptação da serotonina (fluoxetina, paroxetina e sertralina) foram as únicas drogas que mostraram eficácia, tendo sido aprovadas nos EUA (FDA) para ser usada na forma mais grave de TPM.

Bibliografia

Backstrom T, Haage D, Lofgren M et al. Paradoxical effects of GABA-A modulators may explain sex steroid induced negative mood symptoms in some persons. Neuroscience 2011; 191:46-54.

Bertone-Johnson ER, Hankinson SE, Willett WC, Johnson SR, Manson JE. Adiposity and the development of premenstrual syndrome. J Womens Health (Larchmt). 2010; 19:1955-62.

Bertone-Johnson ER, Whitcomb BW, Missmer SA, Manson JE, Hankinson SE, Richedwards JW. Early life emotional, physical, and sexual abuse and the development of premenstrual syndrome: a longitudinal study. J Womens Health (Larchmt). 2014; 23:729-39.

Bethea CL, Lu NZ, Gundlah C, Streicher JM. Diverse actions of ovarian steroids in the serotonin neural system. Front Neuroendocrinology. 2002; 23:41-100.

Borenstein JE, Dean BB, Leifke E, Korner P, Yonkers KA. Differences in symptom scores and health outcomes in premenstrual syndrome. Journal of Women's Health. 2007; 16:1139-44.

Cohen L, Soares C, Otto M, Sweeney B, Liberman R, Harlow B. Prevalence and predictors of premenstrual dysphoric disorder (PMDD) in older premenopausal women. The Harvard Study of Moods and Cycles. J Affect Disord. 2002; 70:125-32.

Condon JT. The premenstrual syndrome: A twin study. The British Journal of Psychiatry. 1993; 162:481-6.

Dennerstein L, Lehert P, Heinemann K. Epidemiology of premenstrual symptoms and disorders. Menopause International. 2012; 18:48-51.

Frank RT. The hormonal causes of premenstrual tension. Archives of Neurology & Psychiatry. 1931; 26:1053-7.

Gehlert S, Song IH, Chang CH, Hartlage SA. The prevalence of premenstrual dysphoric disorder in a randomly selected group of urban and rural women. Psychological Medicine. 2009; 39:129-36.

Graze KK, Nee J, Endicott J. Premenstrual depression predicts future major depressive disorder. Acta Psychiatrica Scandinavica. 1990; 81:201-5.

Green L, O'Brien P, Panay N, Craig M, GYNAECOLOGISTS RCOOA. Management of premenstrual symptoms. British Journal of Obsterics and Gynaecology. 2016; 124:e-73- e105.

Greene R, Dalton K. The premenstrual syndrome. Br Med J. 1953; 1:1007-14.

Hammarback S, Backstrom T. Induced anovulation as treatment of premenstrual tension syndrome. A double-blind cross-over study with GnRH-agonist versus placebo. Acta Obstetricia et Gynecologica Scandinavica. 1988; 67:159-66.

Hantsoo L, Epperson CN. Premenstrual Dysphoric Disorder: Epidemiology and Treatment. Curr Psychiatry Rep. 2015; 17:87.

Hartlage SA, Freels S, Gotman N, Yonkers K. Criteria for premenstrual dysphoric disorder: secondary analyses of relevant data sets. Arch Gen Psychiatry. 2012; 69:300-5.

Hiroi R, Mcdevitt RA, Neumaier JF. Estrogen selectively increases tryptophan hydroxylase-2 mRNA expression in distinct subregions of rat midbrain raphe nucleus: association between gene expression and anxiety behavior in the open field. Biol Psychiatry. 2006; 60:288-95.

Kendler KS, Silberg JL, Neale MC, Kessler RC, Heath AC, Eaves LJ. Genetic and environmental factors in the aetiology of menstrual, premenstrual and neurotic symptoms: a population-based twin study. Psychological Medicine. 1992; 22:85-100.

Masho SW, Adera T, South-Paul J. Obesity as a risk factor for premenstrual syndrome. J Psychosom Obstet Gynaecol. 2005; 26:33-9.

O'Brien PMS, Backstrom T, Brown C, et al. Towards a consensus on diagnostic criteria, measurement and trial design of the premenstrual disorders: the ISPMD Montreal consensus. Archives of Women's Mental Health. 2011; 14:13-21.

Prior JC, Vigna Y, Sciarretta D, Alojado N, Schulzer M. Conditioning exercise decreases premenstrual symptoms: a prospective, controlled 6-month trial. Fertil Steril. 1987; 47:402-8

Rubinow DR, Roy-Byrne P. Premenstrual syndromes: overview from a methodologic perspective. The American Journal of Psychiatry. 1984; 141:163-72.

Schmidt PJ, Martinez PE, Nieman LK et al. Premenstrual Dysphoric Disorder Symptoms Following Ovarian Suppression: Triggered by Change in Ovarian Steroid Levels But Not Continuous Stable Levels. Am J Psychiatry. 2017:appiajp201716101113.

Capítulo 6

Amenorreia
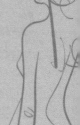

Selmo Geber
Marcos Sampaio
Rodrigo Hurtado

Introdução

A amenorreia é definida como a ausência ou a interrupção do fluxo menstrual por um período superior a 3 meses. Pode ser temporária ou permanente e acomete cerca de 3% a 4% da população feminina no menacme.

A partir da menarca, que é o primeiro episódio de menstruação, é esperado que ocorra algum grau de irregularidade dos ciclos até que o eixo hipotálamo-hipófise-ovário amadureça completamente. Em algumas meninas (10%), esse processo pode durar até 7 anos.

Denomina-se amenorreia primária a falta de menstruação espontânea até os 14 anos de idade, na presença de desenvolvimento secundário sexual normal, ou no prazo de 5 anos após a telarca (início do desenvolvimento das mamas), se ocorrer antes dos 10 anos. A amenorreia secundária compreende a ausência de fluxo por mais de três meses consecutivos, ou oligomenorreia envolvendo ciclos com duração superior a 45 dias. Em mulheres com ciclos menstruais regulares é importante ser excluída a gravidez.

CAUSAS DA AMENORREIA

As causas mais comuns da amenorreia são a anovulação crônica/síndrome dos ovários policísticos (SOP), a amenorreia hipotalâmica, a hiperprolactinemia e a falência ovariana, em particular aquela em razão da síndrome de Turner (disgenesia gonadal). Outras causas menos comuns estão associadas a defeitos anatômicos no aparelho reprodutor, agenesia gonadal, deficiência enzimática, tumores, hiperplasia da suprarrenal, a síndrome de Cushing, hipo ou hipertireoidismo, síndrome de Sheehan, entre outras mais raras como, a falência ovariana adquirida autoimune (síndrome poliglandular autoimune tipos 1 e 2). Outra causa rara é a insensibilidade a androgênios, defeito genético de receptores androgênicos em indivíduos de cariótipo 46, XY, que desenvolvem fenótipo feminino em virtude da falta completa de atividade androgênica.

DIAGNÓSTICO

A anamnese e o exame físico criteriosos afastam causas psicológicas, risco de anomalias genéticas, alterações nutricionais, crescimento e/ou desenvolvimento anormais, alterações no trato genital e as doenças do sistema nervoso central (SNC). Achados de hirsutismo, acne e alopecia sugerem hiperandrogenismo e podem ser observados em casos da síndrome de ovários Policísticos. A propedêutica complementar é feita com hemograma completo a fim de afastar anemia ou infecção crônica, ultrassonografia endovaginal ou abdominal (quando a vaginal for contraindicada), dosagem de FSH, estradiol, TSH e prolactina, além da exclusão da gravidez por beta-hCG. A dosagem do sulfato de deidroepiandrosterona (DHEA) afasta hiperplasia congênita da suprarrenal.

O teste da progesterona é geralmente feito na primeira consulta, pois, uma vez positivo, afasta defeitos anatômicos e falência ovariana. A hiperinsulinemia e a elevação de LH são achados muito comuns nos casos de SOP. A dosagem de testosterona, globulina ligadora dos hormônios sexuais (SHBG) e 17-hidroxiprogesterona avaliam as formas não clássicas de anovulação crônica. Na suspeita de alteração genética deve-se solicitar o cariótipo.

TRATAMENTO

O tratamento está diretamente relacionado ao diagnóstico, ao desejo de gravidez, da correção do atraso da puberdade e dos fatores de crescimento e desenvolvimento por ele acarretados, sendo o controle de doenças sistêmicas crônicas, como as doenças da tireoide e a hiperprolactinemia.

Para as mulheres com anovulação crônica e sem desejo de gravidez, a primeira opção terapêutica é a progesterona, adotada de forma cíclica, durante 14 dias por mês. O uso de anticoncepcionais orais representa uma opção prática. Já para as mulheres com desejo de gravidez, os indutores da ovulação, como o citrato de clomifeno, o letrozol e as gonadotrofinas, podem ser utilizados. O uso da metformina apresenta bons resultados, podendo ser utilizada em casos selecionados. É fundamental o afastamento de outras causas de infertilidade antes de se iniciar uma indução da ovulação por meio da histerossalpingografia, que avalia a patência tubárea, e de espermograma, que evidencia fatores masculinos.

Nos casos de falência ovariana precoce, o uso de reposição hormonal é útil para restaurar o ciclo menstrual e evitar as consequências causadas pelo hipoestrogenismo prolongado.

Quando existe o desejo de gravidez, a indicação é de fertilização *in vitro* com doação de óvulos.

No caso de amenorreia de causa anatômica, na presença de alterações mullerianas, o tratamento é cirúrgico e dependerá da má formação existente, e o objetivo principal é o de permitir a atividade sexual adequada. As mulheres com desejo de gravidez devem ser submetidas à fertilização *in vitro* com útero de substituição (barriga solidária). O tratamento das aderências intrauterinas e da síndrome de Asherman deve ser feito por histeroscopia.

Bibliografia

Adams Hillard PJ, Nelson LM. Adolescent girls, the menstrual cycle, and bone health. J Pediatr Endocrinol Metab. 2003; 16:673-81.

American Academy of Pediatrics Committee on Adolescence, American College of Obstetricians and Gynecologists Committee on Adolescent Health Care, Diaz A, Laufer MR, Breech LL (eds.). Menstruation in girls and adolescents: using the menstrual cycle as a vital sign. Pediatrics. 2006; 118:2245-50

Dossus L, Allen N, Kaaks R et al. Reproductive risk factors and endometrial cancer: the European prospective investigation into cancer and nutrition. Int J Cancer. 2010; 127:442-51.

Dunaif A. Insulin resistance and the polycystic ovary syndrome: mechanism and implications for pathogenesis. Endocr Rev. 1997; 18:774-800.

Kivimäki M, Lawlor DA, Smith GD et al. Association of age at menarche with cardiovascular risk factors, vascular structure, and function in adulthood: the cardiovascular risk in young Finns study. Am J Clin Nutr. 2008;87:1876-82.

Mansfield MJ, Emans SJ. Adolescent menstrual irregularity. J Reprod Med. 1984; 29:399-410.

Venturoli S, Porcu E, Flamigni C. Polycystic ovary syndrome. Curr Opin Pediatr. 1994; 6:388-96.

Capítulo 7

Dismenorreia

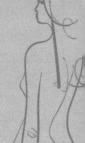

Selmo Geber
Marcos Sampaio
Rodrigo Hurtado

Introdução

A dismenorreia é definida como a dor pélvica crônica cíclica e intensa manifestada no período pré- ou no menstrual. Habitualmente se inicia no abdômen inferior, podendo se irradiar para a região lombar e a face interna das coxas. A dor geralmente é mais intensa no 1º dia da menstruação e, em mais de 50% dos casos, é acompanhada por outros sintomas, como náuseas, vômitos, palidez, cefaleia, diarreia, vertigem e síncope. Representa uma das queixas mais frequentes em ginecologia, com 50% a 90% das mulheres apresentando cólica menstrual em algum momento de suas vidas e, em 10% delas, o quadro sintomatológico é intenso a ponto de torná-las incapazes de desenvolver suas atividades habituais.

Classificação

A dismenorreia primária, que se caracteriza por não apresentar causa orgânica que a justifique, e é o tipo mais diagnosticado entre as adolescentes, pois coincide com o início dos ciclos ovulatórios e regulares, o que costuma ocorrer com maior frequência cerca de 2 anos após a menarca. No geral, essa dismenorreia costuma iniciar juntamente com fluxo menstrual ou imediatamente anterior a ele apresentar duração de poucas horas a alguns dias.

Já a dismenorreia secundária, que compreende 5% dos casos, depende de uma causa básica. Dentre as causas mais comuns constam: inflamações pélvicas, varizes pélvicas, tumores pélvicos, adenomiose, endometriose, pólipos, miomas, uso de dispositivo intrauterino (DIU), cistos ovarianos, estenose cervical e malformações congênitas do trato urinário.

FISIOPATOLOGIA

O fator mais importante é a elevação dos níveis de prostaglandinas. Após a queda de progesterona no fim do ciclo ovulatório, dá-se o início da cascata de prostaglandinas e dos leucotrienos, ocasionado pela síntese das prostaglandinas E2 e F2-a a partir do ácido araquidônico, com consequente vasoconstricção e contração miometrial. Além disso, a ação das prostaglandinas estimula contrações na musculatura lisa do estômago, intestino e vasos sanguíneos, resultando os sintomas associados, como náuseas, vômitos, diarreia, irritabilidade e cefaleia (Figura 7.1).

DIAGNÓSTICO

O diagnóstico de dismenorreia é eminentemente clínico, com base na presença de cólica em baixo ventre no período menstrual.

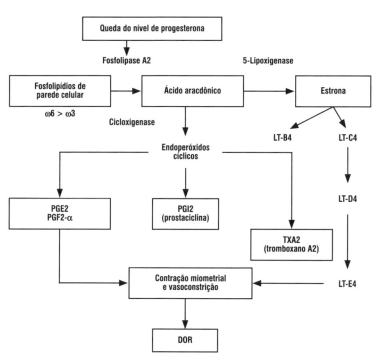

FIGURA 7.1. Fisiopatologia da dismenorreia primária.
Fonte: Harel, 2006.

O seu enfoque está em comprovar se a dismenorreia é primária ou secundária.

A anamnese e o exame físico são suficientes para o diagnóstico de dismenorreia primária, que se inicia 6 a 12 meses após a menarca, com o início dos ciclos ovulatórios. A idade da paciente é muito importante, pois a dismenorreia primária tende a se iniciar precocemente. A dor pélvica ocorre por 8 a 72 horas e está associada com o início do fluxo menstrual. Os sintomas sistêmicos ocorrem em cerca de 50% das vezes, tais como cefaleia (60%), dor lombar, náuseas e vômitos (80%), diarreia (50%), irritabilidade (30%), adinamia (45%), podendo estar associados. As mulheres com dismenorreia primária têm elevado índice de Doppler durante todo o ciclo, sugerindo prejuízo no fluxo sanguíneo.

A dismenorreia secundária frequentemente ocorre como novo achado e nas mulheres de 30 a 40 anos de idade. Há queixa de mudança no início e intensidade da dor. Outras condições, como dispareunia, sangramento uterino anormal, sinusorragia, e outros sintomas, podem estar associadas. As dismenorreia secundária pode ser indicada nas seguintes circunstâncias: início dos sintomas acima dos 25 anos, início tardio de dismenorreia na ausência de história de dor na menstruação, exame pélvico anormal, infertilidade, fluxo menstrual intenso ou irregular, dispareunia, ausência de resposta ao tratamento com anti-inflamatórios não esteroides (AINEs) e/ou contraceptivos hormonais. Investigação com ultrassonografia transvaginal, ressonância nuclear magnética (RNM) e laparoscopia e/ou histeroscopia pode ser feita para confirmação do diagnóstico.

A gravidade da dismenorreia, que se associa a duração do fluxo menstrual, média de menarca mais baixa, tabagismo, consumo de álcool, história de abuso sexual e obesidade, além de estresse e distúrbios emocionais, melhora frequentemente após a 3ª década e após o parto (Quadro 7.1).

O exame físico deve tentar identificar qualquer alteração compatível com algum problema orgânico que justifique a sintomatologia em questão. Também visa à detecção de sinais clássicos associados a anomalias congênitas, frequentemente observadas em mulheres dismenorréicas. Durante a inspeção do abdômen se atenta para as cicatrizes de cirurgias prévias e, durante

QUADRO 7.1 Diagnóstico diferencial de dismenorreia secundária

Ginecológicas	Não ginecológicas
Adenomiose	Síndrome do cólon irritável
Menotrorragia (coágulos)	Constipação crônica
Miomatose	Doença intestinal inflamatória
Aborto	Dor musculoesquelética
Anomalia uterina congênita	Infecção do trato urinário
DIU	Cálculo renal
Corpo estranho	
Endometriose	
Doença inflamatória pélvica	
Aderências pélvicas	
Gravidez ectópica	
Carcinoma endometrial	
Carcinoma ovariano	

Fonte: autoria própria.

a palpação abdominal e o toque vaginal, procura-se identificar massas tumorais, assim como alterações na consistência e superfície e mobilização do útero.

O exame ginecológico deve ser complementado com o toque retal para detectar pequenos nódulos de endometriose localizados no fundo de saco posterior, ligamento uterossacro e septo retovaginal que podem passar despercebidos ao toque vaginal. Todavia, esse exame deve ser evitado em pacientes adolescentes, pois se trata de procedimento desagradável, podendo dificultar futuras consultas ginecológicas.

Os exames complementares mais usados na investigação da dismenorreia – ultrassonografia endovaginal, marcadores séricos para cistos ovarianos, histerossalpingografia, tomografia computadorizada, ressonância magnética, histeroscopia e laparoscopia – têm como objetivo identificar algum fator orgânico como causa, classificando-a como secundária. Dentre os marcadores séricos, o mais usado é o CA-125, que se apresenta aumentado principalmente em endometriose, mioma uterino e câncer de ovário.

A laparoscopia tem sido cada vez mais usada como meio diagnóstico. Algumas mulheres rotuladas como portadoras de dismenorreia primária, ao serem submetidas à laparoscopia, revelaram focos de endometriose mínima. A controvérsia está na indicação de um exame invasivo e com riscos inerentes a qualquer ato cirúrgico.

TRATAMENTO

Uma abordagem terapêutica adequada deve considerar o manejo durante a crise e, também, nos intervalos das crises. Esse manejo é de conotação paliativa e de emergência na qual são recomendados repouso, analgesia, antiespasmódicos, calor local e até ansiolíticos em casos selecionados. O tratamento fora das crises tem por fim a cura da paciente, sendo profilático na dismenorreia primária por meio do uso de anti-inflamatórios e de anticoncepcionais orais, e terapêutico nos casos orgânicos (dismenorreia secundária), sendo direcionado à patologia de base.

Analgésicos e AINEs

Os AINEs constituem a primeira escolha na terapêutica da dismenorreia primária, e seu mecanismo de ação envolve a redução da atividade da via da cicloxigenase, inibindo a síntese de prostaglandinas, bem como uma ação analgésica central. A eficácia do tratamento com AINES costuma ser superior a 80%. Quanto maior a potência desse anti-inflamatório, maior o poder de inibição e da eficácia.

Contraceptivos hormonais orais

Os contraceptivos hormonais orais diminuem a dismenorreia, promovendo hipoplasia endometrial, diminuindo o fluxo menstrual e reduzindo, portanto, as prostaglandinas. A eficácia dos anticoncepcionais orais está situada em torno de 90%.

DIU com levonorgestrel

O uso de DIU com progesterona, cujo mecanismo de ação também envolve a atrofia de endométrio, e produz amenorreia em até 50% das mulheres após 12 meses.

Outras opções

- **Progestínicos (acetato de medroxiprogesterona) e antiprogestínicos (gestrinona):** por ocasionarem a amenorreia podem ser eficazes especialmente em casos de dismenorreia secundária associada à endometriose.
- **Hormônios liberadores de gonadotrofina e danazol:** conferem o mesmo grau de alívio de dor. Cuidados devem ser tomados com relação aos paraefeitos. O danazol é um esteroide sintético com ação antiestrogênica e antiprogesterônica. Além de fraca propriedade androgênica, ele suprime os receptores de estrogênio e de progesterona no endométrio, causando atrofia e redução da menstruação.
- **Bloqueadores do canal de cálcio:** embora não licenciados para esse uso, acredita-se que eles por controlarem a concentração citoplasmática de cálcio livre reduzam a atividade miometrial e controlem a dismenorreia.

Terapia não medicamentosa

A atividade física pode melhorar o fluxo sanguíneo pélvico, bem como estimular a liberação das beta-endorfinas que agem como analgésicos inespecíficos. A acupuntura, a acupressão e os cuidados de quiropraxia são opções interessantes no manuseio da dismenorreia.

As possibilidades para tratamento da dismenorreia já em estudo são antagonistas da vasopressina, nitroglicerina, magnetos, vitamina K, contraceptivo oral contínuo e citrato de sildenafila.

Tratamento cirúrgico

O tratamento cirúrgico dos nossos dias atuais está restrito a poucos casos com dor intensa em que houve falha no tratamento medicamentoso convencional e alternativo, afastando-se definitivamente a possibilidade do diagnóstico de dismenorreia secundária. Trata-se de uma opção terapêutica de exceção com o objetivo de interromper a transmissão da dor, seja por denervação de fibras simpáticas, ablação de ligamentos ou ressecção de nervos do plexo hipogástrico.

Algumas intervenções podem ser realizadas por via laparoscópica, obtendo vantagens em relação às cirurgias a céu aberto, menor dor pós-operatória e retorno mais rápido ao trabalho. A histerectomia só deve ser indicada como última escolha em casos muito bem selecionados, ou seja, pacientes com dor crônica rebelde a qualquer tipo de tratamento e com prole já constituída. Como a dismenorreia primária incide em mulheres jovens e tende a melhorar com a idade, raramente é tida como opção terapêutica.

Bibliografia

American Institute of Ultrasound in Medicine. AIUM practice guideline for the performance of pelvic ultrasound examinations. J Ultrasound Med. 2010; 29(1):166-72.

Banikarim C, Chacko MR, Kelder SH. Prevalence and impact of dysmenorrhea on Hispanic female adolescents. Arch Pediatr Adolesc Med. 2000; 154(12):1226-9.

Benagiano G, Brosens I, Carrara S. Adenomyosis: new knowledge is generating new treatment strategies. Womens Health (Lond Engl). 2009; 5(3):297–311.

Dawood MY. Primary dysmenorrhea: advances in pathogenesis and management. Obstet Gynecol. 2006;108(2):428-41.

Fall M, Baranowski AP, Fowler CJ et al. European Association of Urology. EAU guidelines on chronic pelvic pain. Eur Urol. 2004; 46(6):681-9.

French L. Dysmenorrhea in adolescents: diagnosis and treatment. Paediatr Drugs. 2008; 10(1):1-7.

Harada T, Momoeda M, Taketani Y, Hoshiai H, Terakawa N. Low-dose oral contraceptive pill for dysmenorrhea associated with endometriosis: a placebo-controlled, double-blind, randomized trial.Fertil Steril. 2008; 90(5):1583-8.

Harel Z. Dysmenorrhea in adolescents and young adults: etiology and management. J Pediatr Adolesc Gynecol. 2006; 19(6):363-71.

Hori Y, SAGES Guidelines Committee. Diagnostic laparoscopy guidelines. Surg Endosc. 2008; 22(5):1353-83.

Hudelist G, English J, Thomas AE, Tinelli A, Singer CF, Keckstein J. Diagnostic accuracy of transvaginal ultrasound for non-invasive diagnosis of bowel endometriosis: systematic review and meta-analysis. Ultrasound Obstet Gynecol. 2011; 37(3):257-63.

Hurtado R, Geber S. How reliable is the pathologist's diagnosis of endometriosis: a prospective inter-observer and intra-observer analysis. J Endometriosis. 2012; 4:30-3.

Jamieson DJ, Steege JF. The prevalence of dysmenorrhea, dyspareunia, pelvic pain, and irritable bowel syndrome in primary care practices. Obstet Gynecol. 1996; 87(1):55-8.

Latthe P, Latthe M, Say L, Gülmezoglu M, Khan KS. WHO systematic review of prevalence of chronic pelvic pain: a neglected reproductive health morbidity. BMC Public Health. 2006; 6:177.

Marjoribanks J, Proctor M, Farquhar C, Derks RS. Nonsteroidal anti-inflammatory drugs for dysmenorrhoea. Cochrane Database Syst Rev. 2010; (1):CD001751.

Morrow C, Naumburg EH. Dysmenorrhea. Prim Care. 2009; 36(1):19-32.

Nasir L, Bope ET. Management of pelvic pain from dysmenorrhea or endometriosis. J Am Board Fam Pract. 2004; 17(suppl):S43-S47.

Proctor ML, Farquhar C. Diagnosis and management of dysmenorrhoea. BMJ. 2006; 332(7550):1134-8.

Proctor ML, Murphy PA, Pattison HM, Suckling J, Farquhar CM. Behavioural interventions for primary and secondary dysmenorrhoea. Cochrane Database Syst Rev. 2007; (3):CD002248.

Wilkinson C, Sanderson A. Adnexal torsion – a multimodality imaging review. Clin Radiol. 2012; 67(5):476–483.

Wong CL, Farquhar C, Roberts H, Proctor M. Oral contraceptive pill for primary dysmenorrhoea. Cochrane Database Syst Rev. 2009; (4):CD002120.

Workowski KA, Berman S. Centers for Disease Control and Prevention. Sexually transmitted diseases treatment guidelines, 2010 [published correction appears in MMWR Recomm Rep. 2011; 60(1):18]. MMWR Recomm Rep. 2010; 59(RR-12):1–110.

Capítulo 8

Sexualidade e Disfunção Sexual

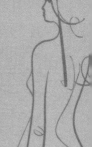

Fabiene Bernardes Castro Vale

INTRODUÇÃO

A sexualidade é entendida como o comportamento sexual do indivíduo, sendo o conjunto de fenômenos da vida sexual, incluindo expressões físicas e psicológicas relacionadas ao prazer, comunicação, emoção e intimidade.

Para uma qualidade sexual satisfatória, o funcionamento normal da resposta sexual deve estar presente, caracterizado por uma interação complexa e dinâmica das variáveis que envolvem os estados físico, emocional e psicossocial. Portanto, quaisquer alterações na resposta sexual constituem disfunções sexuais. Atualmente, a disfunção sexual feminina é uma condição prevalente que afeta milhares de mulheres. Nos Estados Unidos, aproximadamente 40% das mulheres apresentam uma queixa sexual e 12% relatam uma angústia pessoal em virtude de um problema sexual. No Brasil, a disfunção sexual feminina (DSF) variou de 13,3% a 79,3% da população estudada, sendo a queixa do pouco desejo sexual ou ausente a mais prevalente.

Critério diagnóstico da DSF

A DSF é estabelecida quando qualquer alteração no ciclo de resposta sexual se desvia do funcionamento sexual normal de uma mulher, ocasionando um sofrimento pessoal (*distress*). O *distress* é um fator essencial para o diagnóstico da DSF e tem que ser experimentado pela própria mulher. O relato de um fator que incomoda apenas o parceiro, na ausência de um sofrimento próprio da mulher, não deve ser considerado como disfunção.

Atualmente, o *O Manual Diagnóstico e Estatístico de Transtornos Mentais*, 5ª ed. (DSM5), classifica a disfunção sexual em: desordem do interesse/excitação sexual, desordem do orgasmo e desordem da dor/penetração genitopélvica.

Desordem sexual de interesse/excitação sexual

A disfunção do desejo e excitação é caracterizada quando a paciente apresenta ausência ou dificuldade de desejo e/ou excitação que gera a uma angústia pessoal há pelo menos 6 meses, conforme o Quadro 8.1.

Desordem do orgasmo

A disfunção do orgasmo é caracterizada quando, após suficiente estimulação sexual, há ausência ou atraso recorrente em se ter orgasmo e/ou redução da intensidade de suas sensações por pelo menos 6 meses em 75% a 100% das relações sexuais. Estabelecer a presença do orgasmo é importante, porque muitas mulheres podem não saber se tiveram orgasmo.

QUADRO 8.1. Critérios do DSM5 para a desordem do interesse/excitação sexual feminina

A. Ausência ou diminuição do interesse/excitação sexual, em associação a pelo menos três dos seguintes itens:
1. Ausente/reduzido o interesse em atividade sexual.
2. Ausente/reduzidos os pensamentos ou fantasias sexuais.
3. Dificuldade de iniciar a atividade sexual e, normalmente, não receptiva às tentativas do parceiro de iniciar uma relação desse tipo.
4. Ausência/redução da excitação/lubrificação durante a atividade sexual em quase todos ou todos (aproximadamente 75% a 100%) encontros sexuais (em contextos situacionais identificados ou, se generalizados, em todos os contextos).
5. Interesse sexual ausente/reduzido em resposta a qualquer sinal sexual/erótico interno ou externo (por exemplo, escrito, verbal e visual).
6. Sensações genitais ou não genitais ausentes/reduzidas durante a atividade sexual em quase todos ou todos (aproximadamente 75% a 100%) encontros sexuais (em contextos situacionais identificados ou, se generalizados, em todos os contextos).

B. Os sintomas do *Critério A* persistiram por uma duração mínima de aproximadamente 6 meses.

C. Os sintomas do *Critério A* causam sofrimento clinicamente significativo na mulher.

D. A disfunção sexual não é mais bem explicada por um transtorno mental não sexual ou como consequência de severo sofrimento de relacionamento (p. ex., violência do parceiro) ou outros estressores significativos e não é atribuível aos efeitos de uma substância/medicação ou outra condição médica.

Fonte: American Psychiatric Association (1913) DSM-V: 5th edition. Diagnostic and Statistical Manual for Mental Disorders. American Psychiatric Press, USA.

Desordem da dor/penetração genitopélvica

A dor referida na relação sexual pode ser definida como dificuldade recorrente ou persistente de penetração vaginal marcada por dor vulvovaginal ou pélvica durante a tentativa ou penetração; ansiedade ou medo na eminência da penetração com antecipação da sensação de dor; dor em aperto durante ou após a penetração com sensação do estiramento dos músculos pélvicos.

Abordagem das Disfunções Sexuais Femininas

A anamnese é o aspecto mais importante na investigação da disfunção sexual. O médico, ao iniciar uma avaliação da saúde sexual, precisa orientar a paciente sobre a resposta sexual. É importante que a paciente compreenda que a função sexual é parte da saúde da mulher, bem como que a função sexual normal é diferente de uma pessoa para outra. É também papel do profissional de saúde orientar a paciente e fornecer as ferramentas necessárias para estabelecer um discurso saudável e identificar potenciais soluções para os problemas sexuais de sua paciente.

Na anamnese, devem ser consideradas perguntas em relação à queixa principal da paciente. Por exemplo, na história sexual de uma mulher com uma queixa de "diminuição da libido" é importante saber o nível de desejo no início da vida sexual e o nível atual após a paciente detectar algum problema. Perguntas úteis podem incluir se a paciente tem quaisquer pensamentos ou fantasias sexuais espontâneos, se ela se masturba e responde aos estímulos sexuais após os incentivos sexuais do parceiro.

Para as pacientes com queixa de dificuldade orgástica, as perguntas devem ser direcionadas para a experiência do orgasmo. Seria importante saber se o orgasmo já foi alcançado, e, em caso afirmativo, sob quais circunstâncias (por exemplo, com o mesmo ou diferente parceiro, ou em um ambiente particular, masturbando-se). Perguntar sobre as expectativas do paciente e seu conhecimento de sua própria anatomia também pode ser útil. Por outro lado, para a mulher com queixa de dor sexual deve ter como alvo a natureza e a gravidade da dor, a localização e o curso do tempo. Perguntas sobre práticas sexuais ou posições que causam a dor também podem ser úteis. Por fim, é preciso também investigar a história de patologia pregressa, ginecológico-obstétrica e social.

Um exame físico completo associado a um exame ginecológico minucioso deve ser realizado a fim de avaliar a saúde geral e excluir a possibilidade de patologias que podem afetar a função sexual. O exame ginecológico é especialmente útil em mulheres que se queixam de dor sexual, devendo-se avaliar especificamente os achados de atrofia, áreas de sensibilidade que possam estar relacionadas às suas queixas e/ou contração involuntária do assoalho pélvico na iminência de um toque vaginal. As pacientes com vulvodínia apresentam dor em pontos específicos na vulva e as pacientes com vaginismo apresentam contração involuntária de toda a musculatura pélvica. Assim, é prudente o ginecologista ficar atento para o fato de que algumas doenças estão diretamente relacionadas com uma má resposta sexual, como vulvovaginites, doenças sexualmente transmissíveis, malformações, atrofia genital, leiomiomas, endometriose, dermatoses vulvares, vulvodínia e vaginismo.

A avaliação laboratorial algumas vezes é necessária na suspeita de doenças subjacentes que podem ter estrita afinidade com a disfunção sexual. A prolactina e os hormônios estimulantes da tireoide podem ser solicitados para afastar alterações hormonais que podem estar relacionadas com a diminuição da libido. Quando há indícios da diminuição do desejo, a medição da testosterona total e livre não é, atualmente, indicada, em virtude da heterogeneidade em ensaios diagnósticos para dosar a testosterona. Outros exames também podem ou não ser solicitados de acordo com o julgamento do médico assistente.

TRATAMENTO DAS DSF

Diante da DSF, temos como opções terapêuticas a terapia sexual, a psicoterapia e os agentes farmacológicos.

Tratamento da desordem sexual de interesse/excitação sexual

Nas pacientes com diminuição do interesse/desejo sexual, a terapia sexual e/ou psicoterapia podem ser indicadas, principalmente quando fatores psicossociais interferem na resposta sexual. A terapia sexual inclui a educação da mulher e do parceiro sobre o ciclo normal de resposta sexual, abordando preocupações culturais ou religiosas em relação à sexualidade, contemplando exercícios específicos com o objetivo de promover no casal a motivação sexual, proporcionando um conhecimento da própria imagem, um aumento da intimidade e do diálogo e um fortalecimento do laço de cumplicidade.

A psicoterapia é uma ferramenta bastante útil na paciente que manifesta como queixa a falta de desejo sexual primária, global e permanente. Muitas vezes, pode estar acompanhada de transtornos psiquiátricos, especialmente depressão e ou ansiedade, os quais estão associados a uma maior probabilidade de disfunção sexual. O tratamento do problema psiquiátrico subjacente, com psicoterapia apropriada, pode proporcionar uma melhoria da vida sexual. Os distúrbios físicos, emocionais, sexuais ou de abuso de substâncias químicas também afetam a função sexual e podem ser abordados pela psicoterapia.

A utilização de terapias hormonais é indicada em mulheres na pós-menopausa com diminuição do desejo/interesse sexual, assim como nas pacientes com dificuldade de excitação/lubrificação genital. A mulher no climatério com manifestação da diminuição do desejo/excitação pode estar relacionada com o hipoestrogenismo/ hipoandrogenismo. Nos casos em que a queixa de diminuição do desejo e/ou ausência de lubrificação vem associada a manifestações clínicas da menopausa, como sintomas vasomotores e atrofia urogenital, pode ser indicada a terapia hormonal, respeitando as contraindicações de cada fármaco.

A terapia hormonal local com estrogênio (TEL) beneficia as pacientes com sintomas de atrofia vulvovaginal e aumenta a lubrificação e o fluxo sanguíneo vaginal, agindo assim indiretamente na excitação genital. As formulações de TEL incluem creme de estrogênio conjugado de 0,625 mg/g, creme de estradiol de 100 mcg/g e promestrieno creme vaginal de 1% (de 10 mg/g) ou promestrieno cápsula vaginal de 10 mg. Essas formulações podem ser iniciadas à noite com uso contínuo durante 2 semanas e, em seguida, 2 vezes por semana para manutenção.

A tibolona, administrada via oral na dose de 1,5 mg a 2,5 mg/dia é ótima opção nas mulheres na pós-menopausa com sintomas vasomotores e com baixo desejo sexual. Os mecanismos de ação estrogênica, androgênica e elevação de beta-endorfinas da tibolona melhoram a resposta sexual das pacientes no climatério e proporcionam bem-estar geral. É recomendada para as pacientes na pós-menopausa dentro da janela de oportunidades e sem contraindicação ao uso de TH.

A terapia androgênica transdérmica pode ser utilizada nas mulheres na peri e pós-menopausa com perda de produção de andrógeno adrenal e/ou ovário inapropriado para a idade, associada a anormalidades na função sexual do desejo sexual sem a necessidade da medição laboratorial rotineiramente da testosterona total e livre. Em 2006, a Agência Europeia de Medicamentos licenciou o adesivo de testosterona (*Intrinsa®*,

AndroFeme® e *Livensa®*) para o tratamento de distúrbio do desejo sexual hipoativo em mulheres na pós-menopausa. No entanto, não estão disponíveis nos EUA pelo Food and Drug Administration (FDA). No Brasil não há formulação disponível pela ANVISA, e toda a prescrição de testosterona é *off-label*. O uso de creme manipulado com propionato de testosterona 2 mg em 0,5 g de creme neutro no clitóris e pequenos lábios a noite 2 vezes por semana por 12 semanas, pode melhorar a função sexual.

Drogas que agem no sistema nervoso central (SNC) podem realizar um efeito pró-sexual e melhorar a resposta sexual. A bupropiona, 150 mg/dia a 300 mg/dia, inibe a recaptação da dopamina e tem efeitos positivos no ciclo da resposta sexual. Nas pacientes que apresentam depressão ou necessitam do uso de outros antidepressivos, a bupropiona pode atuar como antídoto dos efeitos indesejáveis na função sexual. A flibanserina 100mg aprovada pelo FDA é um agonista/antagonista de 5HT1A/2B indicado para as mulheres na pré-menopausa com baixo desejo sexual. É tomado todas as noites e requer uso diário. No entanto, apresenta muitos efeitos colaterais, que incluem tonturas, sonolência, náuseas, fadiga, insônia e boca seca. Em razão do risco de síncope e hipotensão, o uso de álcool é proibido para mulheres em uso desse medicamento.

Tratamento da desordem do orgasmo

A educação sexual é o primeiro passo para o tratamento da anorgasmia. É importante esclarecer a paciente a respeito do que seja o orgasmo, o que se espera dele, o que é prazer sexual, salientando que nem toda relação sexual satisfatória está associado à sensação orgásmica. É necessário avaliar se a anorgasmia é primária (nunca teve orgasmo) ou secundária, devendo-se avaliar se eventual uso de substância química dificulta a resposta orgásmica, como o uso de antidepressivos. Também é necessário avaliar a presença de algumas doenças vasculares, neuropáticas e reumatológicas que podem ocasionar uma menor vasocongestão pélvica e uma contração muscular genital ineficaz, desencadeando a disfunção do orgasmo. A terapia sexual é efetiva na anorgasmia. Em geral, o objetivo é permitir que a paciente atinja o orgasmo, como desejado, sob qualquer circunstância. A terapia cognitivo-comportamental para a anorgasmia promove atitude e mudança de pensamento sexualmente relevantes e redução da ansiedade usando exercícios comportamentais, tais como a masturbação dirigida, foco sensorial e tratamentos de dessensibilização sistemática, exercícios de Kegel, bem como a educação sexual e os treinamentos de habilidades de comunicação.

Tratamento da desordem da dor/penetração genitopélvica

O tratamento da desordem da dor vai depender do fator causal. A dispareunia é um sintoma comum em diversas patologias, como, na doença inflamatória pélvica, endometriose e atrofia vulvovaginal. Assim, o tratamento deve ser conforme a patologia de base. A vulvodínea provocada ligada à dor nociceptiva aguda, caracterizada pela dor em ponto específico ou generalizado da vulva provocada por um ato sexual, demanda tratamento multidisciplinar, o qual deve ser realizado em conjunto com ginecologista, psiquiatra, psicólogos e/ou fisioterapeutas. Os medicamentos usados incluem psicotrópicos (amitriptilina ou nortriptilina) e, algumas vezes, o uso de anestésico (lidocaína tópica) no local da dor cerca de 15 a 20 minutos antes do ato sexual e/ou na área afetada durante toda a noite. Nas pacientes com vaginísmo, o medo da tentativa de penetração gera uma tensão, gerando contração involuntária de toda a musculatura pélvica, provocando dor na tentativa de penetração. O tratamento tem como base a técnica de dessensibilização com exercício de relaxamento associado ao exercício de Kegel (contração voluntária dos músculos do assoalho pélvico) e focalização sensorial.

Bibliografia

Aizenberg D et al. Mianserin, a 5-HT2a/2c and alpha 2 antagonist, in the treatment of sexual dysfunction induced by serotonin reuptake inhibitors. Clin Neuropharmacol. 1997 Jun; 20(3):210-4.

American College of Obstetricians and Gynecologists Committee on Boletins Gynecology. ACOG Nº 119 Practice Bulletin: Female Sexual. Dysfunction Obstet Gynecol. 117 of April of 2011 (4): 9961007.

American Psychiatric Association DSM-V: 5th edition. Diagnostic and Statistical Manual for Mental Disorders. American Psychiatric Press, USA. 1913.

Atis G et al. Sexual dysfunction in women with clinical hypothyroidism and subclinical hypothyroidism. J Sex Med. 2010 Apr; 7(7):2583-90.

Basson, R. Women's sexual function and dysfunction: current uncertainties, future directions. Int J Impot Res, 2008 Sep-Oct; 20(5):466-78.

Crowley T, Richardson D, Goldmeier D. Recommendations for the management of vaginismus: BASHH Special Interest Group for Sexual Dysfunction. Int J STD AIDS. 2006; 17(1):14-8.

Cummings SR, Ettinger B, Delmas PD et al. The effects of tibolone in older postmenopausal women. N Engl J Med. 2008, 359:697-708.

Davis SR, Worsley R, Miller KK, Parish SJ, Santoro N. Androgens and Female Sexual Function and Dysfunction-Findings from the Fourth International Consultation of Sexual Medicine. J Sex Med. 2016 Feb; 13(2): 168-78.

Frühauf S, Gerger H, Schmidt HM, Munder T, Barth J. Efficacy of Psychological Interventions for Sexual Dysfunction: A Systematic Review and Meta-Analysis. Arch Sex Behav. 2013 Apr:5.

Goldstein I, Alexander JL. Practical aspects in the management of vaginal atrophy and sexual dysfunction in perimenopausal and postmenopausal women. J Sex Med. 2005; 2(suppl 3):154-65.

Katz M, DeRogatis LR, Ackerman R et al. Begonia trial investigators. Efficacy of flibanserin in women with hypoactive sexual desire disorder: results from the BEGONIA trial. J Sex Med. 2013; 10:1807-15.

Keil K. Urogenital atrophy: diagnosis, sequelae, and management. Curr Womens Health Rep. 2002; 2:305-11.

Lara LA, Lopes GP, Scalco SCP et al. Tratamento das disfunções sexuais no consultório do ginecologista. Protocolo Febrasgo nº 11. 2018.

Lara LA, Scalco SC, Troncon JK, Lopes GP. A model for the management of female sexual dysfunctions. Rev Bras Ginecol Obstet. 2017; 39(4):184-94.

Lopes G, Goodson L, Cavalvanti S. Sexologia e Ginecologia. [S.l.]: MEDSI Editora Médica e Científica Ltda. 1995.

Nunns DL, Mandal D, Byrne M, McLelland J, Rani R, Cullimore J, Bansal D, Brackenbury F, Kirtschig G, Wier M. British Society for the Study of Vulval Disease (BSSVD). Guideline Group. Guidelines for the management of vulvodynia. Br J Dermatol. Jun 2010; 162(6): 1180-5.

Sarwer DB, Durlak JA. A field trial of the effectiveness of behavioral treatment for sexual dysfunctions. J Sex Marital Ther. 1997; 23:87.

Shifren JL, Monz BU, Russo PA et al. Sexual problems and distress in United States women: prevalence and correlates. Obstet Gynecol. 2008; 112:970.

Ter Kuile MM, Both S, van Lankveld JJ. Cognitive behavioral therapy for sexual dysfunctions in women. Psychiatr Clin North Am. 2010; 33:595-610.

Wierman ME, Arlt W, Basson R, Davis SR et al. Androgen therapy in women: a reappraisal: an endocrine Society Clinical Practice Guideline. J Clin Endocrinol Metab, 2014 Oct; 99(10):3489-510.

Wolpe RE, Zomkowski K, Silva FP. Prevalence of female sexual dysfunction in Brazil: A systematic review. Eur J Obstet Gynecol Reprod Biol. 2017 Apr; 211:26-32.

Wright J, O'Connor K. Female sexual dysfunction. Med Clin North Am. 2015; 99(3):607-28.

Capítulo 9

Dor Pélvica Crônica

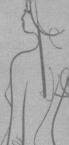

Selmo Geber
Marcos Sampaio
Rodrigo Hurtado

Introdução

A dor pélvica crônica é definida como aquela que dura 6 meses ou mais, localizada na pelve, na parede abdominal anterior ou abaixo do umbigo, na parte lombossacral das costas ou nas nádegas, com intensidade suficiente para causar deficiência funcional ou ocasionar tratamento médico. Pode conduzir a perda da função física como limitação nas atividades diárias ou na atividade sexual, presença de sinais vegetativos de depressão, além de alteração da dinâmica familiar.

Também pode ser desencadeada por um episódio de dor aguda ou ser acentuada por algum processo de agudização. É descrita como presente em 10% a 15% das mulheres. As causas mais frequentes (70%) não são ginecológicas (Quadro 9.1).

QUADRO 9.1. Causas não ginecológicas

Gastrointestinal	Urológica	Hepática	Peritoneal
Parasitose	Pielonefrite	Porfiria aguda intermitente	Aderências
Obstrução intestinal	Cistites		
Diverticulite	Litíase ureteral		
Gastroenterite			
Apendicite aguda			
Hérnia encarcerada			
Perfurações de vísceras			

Fonte: autoria própria.

Causas ginecológicas

QUADRO 9.2. Relação com doenças crônicas

Dor pélvica crônica	Dor pélvica aguda
Cisto ovariano	Torção de anexo/rotura de cisto
Endometriose	Torção de anexo/rotura de cisto
Infecção pélvica crônica	Doença inflamatória pélvica (DIP)

Fonte: autoria própria.

QUADRO 9.3. Causas isoladas

Vagina	Útero	Trompas	Ovários
Laceração traumática do fundo de saco vaginal	Endometrite/DIP	Abscesso tubário (DIP)	Torção de ovário
Corpo estranho	Mioma degenerado	Torção de anexo (hidrossalpinge)	Rotura de cisto
	Dispositivo intrauterino (DIU)		Corpo lúteo hemorrágico
			Síndrome de hiperestímulo ovariano
			Endometriose

Fonte: autoria própria.

DIAGNÓSTICO

Quadro clínico

Na anamnese é fundamental caracterizar bem a dor e avaliar irradiação, intensidade, duração, localização e fatores associados. Os mais importantes são náuseas, vômitos, sudorese, taquicardia, hipotensão.

Na história clínica avaliar a presença de dor pélvica crônica e dismenorreia, regularidade dos ciclos menstruais, probabilidade de gravidez, dispareunia, doença sexual transmissível (DST) e história de abuso sexual. É fundamental também avaliar as queixas gastrointestinais, urinárias e história de cirurgias prévias.

Exame físico

O exame físico geral permite avaliar o estado hemodinâmico da paciente, presença de febre, hiporexia, desidratação. No exame abdominal deve-se avaliar a presença de irritação peritoneal, presença de massas palpáveis. No exame especular podem ser identificadas secreção cervical ou vaginal e suas características e ao toque, sendo importante definir se a mobilização uterina é dolorosa e se a localização da dor é ginecológica ou não.

Propedêutica complementar

Os exames que podem contribuir para a confirmação do diagnóstico são: hemograma completo, β-hCG, urina de rotina, *proteína C reativa* (PCR), velocidade de hemossedimentação (VHS), ultrassonografia endovaginal, radiografia simples da pelve e culdocentese. A laparoscopia representa o padrão-ouro no diagnóstico por permitir o diagnóstico por visão direta da possível lesão. Além disso, permite que se realize o tratamento no mesmo tempo.

TRATAMENTO

Na rotura do fundo de saco vaginal pode-se optar por tratamento conservador com uso de analgésicos e antibióticos ou, na vigência de perda de hemorragia ou herniações, deve-se optar por tratamento cirúrgico. Corpo estranho deve ser retirado por meio de exame especular, tomando-se cuidado com risco de hemorragia. A conduta para os casos de infecção pode ser conservadora inicialmente, fazendo-se uso de antibioticoterapia. Na ausência de melhora, deve-se optar pela alternativa cirúrgica.

A torção de anexo tem como alternativa inicial o uso de analgésicos com a paciente em observação. Não havendo remissão do quadro em 24 a 48 horas, a laparoscopia pode ser usada para retornar o órgão para sua posição normal, impedindo assim o processo de necrose tecidual.

Para rotura de cisto ou corpo lúteo hemorrágico, o tratamento é conservador com uso de analgésicos, mas, dependendo da evolução do sangramento, pode ser necessária a intervenção cirúrgica.

A síndrome de hiperestímulo ovariano leve ou moderada é tratada com uso de analgésicos e hidratação contínua. Entretanto, no quadro grave, é necessária a realização de paracentese ou toracocentese, além de hidratação venosa para manter o equilíbrio hidroeletrolítico, a diurese e a hemodiluição.

Bibliografia

Ahangari A. Prevalence of chronic pelvic pain among women: an updated review. Pain Physician. 2014; 17(2):E141-E147.

Allen C, Hopewell S, Prentice A, Gregory D. Nonsteroidal anti-inflammatory drugs for pain in women with endometriosis. Cochrane Database Syst Rev. 2009(2):CD004753.

Cheong YC, Smotra G, Williams AC. Non-surgical interventions for the management of chronic pelvic pain. Cochrane Database Syst Rev. 2014(3):CD008797.

Engeler D, Baranowski AP, Borovicka J et al. European Association of Urology. Guidelines on chronic pelvic pain. http://uroweb.org/wp-content/uploads/EAU-Guidelines-Chronic-Pelvic-Pain-2015.pdf. 2015; Accessed May 29.

Howard F. Evaluation of chronic pelvic pain in women. UpToDate. http://www.uptodate.com/contents/evaluation-of-chronic-pelvic-pain-in-women [subscription required]. 2015, Accessed May 29.

Hurtado R, Geber S. How reliable is the pathologist's diagnosis of endometriosis: a prospective inter-observer and intra-observer analysis. J Endometriosis. 2012; 4:30-3.

Kang SB, Chung HH, Lee HP, Lee JY, Chang YS. Impact of diagnostic laparoscopy on the management of chronic pelvic pain. Surg Endosc. 2007; 21(6):916-9.

Martellucci J, Naldini G, Carriero A. Sacral nerve modulation in the treatment of chronic pelvic pain. Int J Colorectal Dis. 2012; 27(7):921-6.

Meltzer-Brody S, Leserman J, Zolnoun D, Steege J, Green E, Teich A. Trauma and posttraumatic stress disorder in women with chronic pelvic pain. Obstet Gynecol. 2007; 109(4):902-8.

Meredith SM, Sanchez-Ramos L, Kaunitz AM. Diagnostic accuracy of transvaginal sonography for the diagnosis of adenomyosis: systematic review and metaanalysis. Am J Obstet Gynecol. 2009; 201(1):107.e1-107.e6.

Potts JM, Payne CK. Urologic chronic pelvic pain. Pain. 2012; 153(4):755-8.

Saarto T, Wiffen PJ. Antidepressants for neuropathic pain. Cochrane Database Syst Rev. 2007(4):CD005454.

Schlaff WD, Carson SA, Luciano A, Ross D, Bergqvist A. Subcutaneous injection of depot medroxyprogesterone acetate compared with leuprolide acetate in the treatment of endometriosis-associated pain. Fertil Steril. 2006; 85(2):314-25.

Tirlapur SA, Kuhrt K, Chaliha C, Ball E, Meads C, Khan KS. The 'evil twin syndrome' in chronic pelvic pain: a systematic review of prevalence studies of bladder pain syndrome and endometriosis. Int J Surg. 2013; 11(3):233-7.

Williams RE, Hartmann KE, Sandler RS, Miller WC, Steege JF. Prevalence and characteristics of irritable bowel syndrome among women with chronic pelvic pain. Obstet Gynecol. 2004; 104(3):452-8.

Capítulo 10

Endometriose

Selmo Geber
Marcos Sampaio
Rodrigo Hurtado

Introdução

A endometriose é definida até o momento pela presença de glândulas endometriais e estroma fora da cavidade uterina, podendo se instalar com mais frequência na cavidade peritoneal adjacente ao útero e nos ovários. Sua frequência varia amplamente entre os estudos, sendo mais observada em mulheres com dor pélvica e infertilidade.

Etiologia

A teoria mais aceita até o momento é a do refluxo de células endometriais pelas trompas durante o período menstrual, que seria a fonte dos focos ectópicos no peritônio pélvico – menstruação retrógrada. A disseminação de células endometriais pelas vias linfática ou hemática pode explicar a presença de focos de endometriose em órgãos distantes, e a disseminação iatrogênica pode explicar a presença de endometriose em cicatrizes de cesareiana, histerectomias e episiotomias. A possibilidade de malignização não é preocupação, pois é descrita em menos de 1% sem a devida confirmação experimental.

Diagnóstico
Anamnese

A endometriose está classicamente associada à dismenorreia progressiva, dor pélvica, dispareunia e infertilidade. Muito importante é o fato de não haver relação entre a extensão da doença e a gravidade da sintomatologia, podendo muitas vezes ser um achado casual em mulheres assintomáticas.

A dismenorreia é frequentemente secundária e progressiva, sendo decorrente do aumento da irritação peritoneal no período menstrual, aumento das prostaglandinas, vasoespasmo e contração uterina. A dispareunia ocorre durante a penetração profunda e no período pré-menstrual. A dor pélvica, a "dor do meio" e o quadro de abdômen agudo por rotura do endometrioma podem também surgir, porém em menor frequência. Outros sintomas estão relacionados à localização do endometrioma, podendo causar hematúria, hemoptise, tenesmo com hematoquezia, entre outros.

A associação entre a endometriose e infertilidade está estabelecida não somente nos casos de formação de aderências tubo-ovarianas, mas também interferindo no processo de maturação oocitária folicular no nível bioquímico. Nos estádios leve e moderado, a causa da infertilidade ainda é incerta, podendo ser causada por alteração no sistema imunológico ou no microambiente hormonal.

Exame físico

Os achados ao exame físico são específicos, e por isso indispensáveis para fortalecer a hipótese diagnóstica. Os mais encontrados são os nódulos ou massas anexiais e no fundo de saco e mobilização uterina dolorosa.

Ultrassom

O ultrassom permite distinguir diversos tipos de massa pélvica de acordo com sua ecorrefringência, textura, limites, tamanhos, divisões e níveis líquidos. Para a endometriose, a sensibilidade pode chegar a 80% e a especificidade a 90%.

CA125

O CA125 é um antígeno de superfície celular, expresso a partir da linhagem de células derivadas do epitélio celômico. Por ter baixa sensibilidade e especificidade tem sido utilizado para a monitorização do tratamento e suas recorrências. Os valores superiores a 40 U/mL sugerem investigação mais aprofundada.

Laparoscopia

O diagnóstico definitivo da endometriose só é realizado por meio do estudo histopatológico após biópsia. A forma menos invasiva para a biópsia é a via laparoscópica. A visão direta dos endometriomas ou implantes de endometriose, entretanto, seja por via laparoscópica ou laparotômica, não é suficiente para iniciar o tratamento, mas permite realizar o estadiamento e o eventual tratamento cirúrgico no mesmo tempo. O estadiamento ou classificação tem como objetivo tornar comparáveis todos os diferentes tipos de tratamento propostos para a endometriose.

A classificação mais utilizada é a proposta pela sociedade americana de medicina reprodutiva.

DIAGNÓSTICO DIFERENCIAL

- Doença inflamatória pélvica.
- Apendicite aguda.
- Cisto ovariano.
- Gravidez tubária.
- Aderências pélvicas.
- Congestão pélvica.
- Colite.

TRATAMENTO

O tratamento deve ser feito para resolver as queixas da paciente ou remover os focos de endometriose ou endometriomas.

Medicamentoso

Progesterona

A progesterona está indicada para os casos de dor pélvica em mulheres sem desejo de gravidez. Sua ação cria uma pseudogestação com posterior atrofia do foco. O dienogeste na dose de 2 mg/dia tem se apresentado como a melhor opção de tratamento clínico com resultados comparáveis aos análogos de GnRH sem os efeitos indesejados.

O acetato de medroxiprogesterona é o mais utilizado. Por via oral, a dose é de 10 mg a 30 mg ao dia, por 3 a 6 meses, e intramuscular, de 150 mg, trimestralmente, pelo mesmo período.

A sua eficácia é bastante variável, sendo mais indicada nas formas leve e moderada. Os efeitos colaterais são edema, mastalgia e depressão.

Contraceptivos orais

Os contraceptivos orais também são indicados para os casos de dor pélvica em mulheres sem desejo de gravidez. Sua ação cria uma pseudogestação, devendo sua utilização se dar de forma contínua por um período de 6 a 9 meses. Ocasiona a anovulação e amenorreia com posterior decidualização do endométrio e consequente necrose. Seus efeitos colaterais são os descritos para contracepção.

Gestrinona

O gestrinoma, também indicado para mulheres sem desejo de gravidez, é um esteroide derivado do 19-nor, que leva à inibição das gonadotrofinas e apresenta efeito antiestrogênico e androgênico, com diminuição da ligação entre a testosterona e o SHBG. Por manter vida média longa, a administração por via oral pode ser feita a cada 2 ou 3 dias (2 ou 3 vezes por semana) na dose de 2,5 mg a 5 mg ao dia, por um período não inferior a 6 meses. Apresenta melhora dos sintomas em 80% dos casos e recorrência em 50% após 12 meses. Os efeitos colaterais são hirsutismo, acne, ganho de peso e alteração de voz. A vantagem terapêutica é a facilidade posológica.

Análogos do GnRH

Os análogos do GnRH determinam um bloqueio hipofisário medicamentoso com consequente anovulação e hipoestrogenismo que ocasionam a atrofia do endométrio ectópico. As vias intramuscular e subdérmica (depósito) apresentam a vantagem posológica de uma aplicação única com dosagens que variam de 3,75 mg a 10,2 mg. Podem ser usados também por via subcutânea diária na dose de 0,1 mg a 1 mg ou via *spray*-nasal, devendo ser feitos com 2 a 6 instilações diárias de 200 µg. O tempo de administração deve ser de 6 meses. A supressão da sintomatologia ocorre em aproximadamente 90% dos casos durante o período de tratamento. Os efeitos colaterais são fogachos e ressecamento vaginal. Para uso prolongado pode-se associar o uso de estrogênios para minimizar o risco de osteoporose.

Danazol

O danazol é indicado para casos de dor pélvica e no pré- ou pós-operatório em mulheres sem desejo de gravidez. É um androgênio sintético derivado da 17-etiniltestosterona que inibe o desenvolvimento endometrial, proporcionando regressão dos implantes endometriais. Suprime a função ovulatória e a produção dos estroides sexuais e inibe a síntese e a liberação do LH e FSH, além de provavelmente atuar em receptores hormonais em tecidos-alvo. Pode levar à supressão imunológica auxiliando na remissão dos implantes.

A dose inicial do danazol para endometriose moderada ou grave é de 400 mg, de 12 em 12 horas, podendo ser reduzida a um nível suficiente para manter o estado de amenorreia, de acordo com a resposta de cada paciente, para diminuir os efeitos colaterais. Para os casos de endometriose leve ou moderada, a dose inicial poderá ser de 200 mg a 400 mg ao dia. Os resultados do tratamento são variáveis, e a taxa de gestação após 12 meses de descontinuidade varia de 30% a 55%, o alívio da sintomatologia atingindo até 80%. Sua taxa de recorrência é de 50% em 1 ano.

Os principais efeitos colaterais estão relacionados com os efeitos androgênicos e antiestrogênicos. Os mais comuns são acne, sangramento de escape, ondas de calor, aumento de peso, hirsutismo, mudança de voz e diminuição da libido. Além dos efeitos colaterais, o uso do danazol propõe alterações no metabolismo das lipoproteínas, com redução do HDL e elevação do LDL. Em razão de seu efeito sobre o metabolismo hepático, é usado cada vez menos como tratamento.

Analgésicos

Todos os analgésicos podem ser usados para alívio da dor pélvica ou dismenorreia associada à endometriose. Como a dor é consequência do efeito das prostaglandinas, os mais adequados são os anti-inflamatórios não esteroides com efeito antiprostaglandinas. A melhor opção é o celecoxibe, 200 mg a cada 12 horas, em virtude de sua alta potência e da falta de efeitos gastrointestinais. Devem ser iniciados logo da ocorrência dos primeiros sinais de dor. A melhora clínica pode ser observada em até 80% dos casos.

DIU de progesterona

O sistema intrauterino de liberação programada de levonorgestrel tem sido utilizado recentemente como alternativa para o tratamento da endometriose associada à dor pélvica para mulheres sem desejo de gravidez. Determina a amenorreia ou redução do fluxo menstrual e a redução dos focos de endometriose com consequente remissão da dor.

Tratamento cirúrgico

O objetivo é erradicar as lesões pélvicas visíveis com retorno da anatomia o mais próximo possível do fisiológico. Encontra-se mais indicado para os casos em que exista alteração da anatomia pélvica (estádios III e IV) ou falha no tratamento clínico anterior. As vias para o tratamento cirúrgico podem ser a laparotomia ou a laparoscopia. Para mulheres com desejo de gravidez, deve-se manter a capacidade reprodutiva, preservando-se os órgãos pélvicos e tentando-se evitar a formação de aderências. Para aquelas com prole definida, a cirurgia pode ser mais radical. Os resultados para infertilidade apresentam taxas cumulativas de gestação em torno de 40% ao ano. Para os casos de dor pélvica ou dismenorreia, as taxas de melhora estão em torno de 70% a 90%, principalmente no caso de cirurgia definitiva. A taxa de recorrência da endometriose pode variar de 15% a 50%, nos 3 aos 5 primeiros anos.

Tratamento combinado

Não existe comprovação de que a associação do tratamento medicamentoso ao cirúrgico promoveria um sinergismo com posterior melhora no índice de cura. A indicação está centrada exclusivamente na melhora dos sintomas. A vantagem dessa associação está em inibir os possíveis focos que permaneceram, por impossibilidade de retirada ou mesmo de focos não visíveis, e diminuir as taxas de reincidência.

Técnicas de reprodução assistida

A fertilização *in vitro* é a melhor opção para todos os casos de endometriose, mas quase nunca utilizada como primeira escolha.

Em geral, é usada nos casos de associação de fator tuboperitoneal, mulheres com idade avançada e falha de tratamentos anteriores. As taxas de gravidez variam de 20% a 50%, de acordo com a idade da paciente. Tratamentos de baixa complexidade, como indução de ovulação, coito programado e inseminação intrauterina, têm suas indicações cada vez mais questionadas.

Bibliografia

Hurtado R, Geber S. How reliable is the pathologist's diagnosis of endometriosis: a prospective inter-observer and intra-observer analysis. J Endometriosis. 2012; 4:30-3.

Vercellini P, Vigano P, Somigliana E, Fedele L. Endometriosis: pathogenesis and treatment. Nat Rev Endocrinol. 2014; 10:261-75.

Hasson HM. Incidence of endometriosis in diagnostic laparoscopy. J Reprod Med. 1976; 16:135-8.

Sangi-Haghpeykar H, Poindexter A III. Epidemiology of endometriosis among parous women. Obstet Gynecol. 1995; 85:983-92.

Louis GMB, Peterson CM, Chen Z, Hediger ML, Croughan MS, Sundaram R et al. Perfluorochemicals and endometriosis. Epidemiology. 2012; 23:799-805. Pub Med View Article Google Scholar.

Frisch SM, Francis H. Disruption of epithelial cell-matrix interactions induces apoptosis. J Cell Biol. 1994; 124:619-26.

Sampson JA. Peritoneal endometriosis due to the menstrual dissemination of endometrial tissue into the peritoneal cavity. Am J Obstet Gynecol. 1927; 14:422-69.

Burney RO, Giudice LC. Pathogenesis and pathophysiology of endometriosis. Fetil Steril. 2012; 98:511-9.

Hufnagel D, Li F, Cosar E, Krikun G, Taylor HS. The role of stem cells in the etiology and pathophysiology of endometriosis. Semin Reprod Med. 2015; 33:333-40.

Adamson GD, Pasta DJ. Endometriosis fertility index: the new, validated endometriosis staging system. Fertil Steril. 2010; 94:1609-15.

Zullo F, Spagnolo E, Saccone G, Acunzo M, Xodo S, Ceccaroni M et al. Endometriosis and obstetrics complications: a systematic review and meta-analysis. Fertil Steril. 2017;108:667-72.

Soliman AM, Yang H, Du EX, Kelley C, Winkel C. The direct and indirect costs associated with endometriosis: a systematic literature review. Hum Reprod. 2016; 31:712-22.

Wang HS, Wu HM, Cheng BH, Yen CF, Chang PY, Chao A et al. Functional analyses of endometriosis-related polymorphisms in the estrogen synthesis and metabolism-related genes. PLoS One. 2012; 7:e47374.

Dunselman GAJ, Vermeulen N, Becker C, Calhaz-Jorge C, D'Hooghe T, De Bie B et al. ESHRE guideline: management of women with endometriosis. Hum Reprod. 2014;29:400-12.

Shen A, Xu S, Ma Y, Guo H, Li C, Yang C et al. Diagnostic value of serum CA125, CA19-9 and CA15-3 in endometriosis: a meta-analysis. J Int Med Res. 2015; 43:599-609.

Kennedy S, Bergqvist A, Chapron C, D'Hooghe T, Dunselman G, Greb R et al. ESHRE guideline for the diagnosis and treatment of endometriosis. Hum Reprod. 2005; 20:2698-704.

Capítulo 11

Atenção à Vítima de Violência Sexual

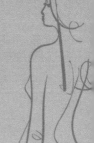

Selmo Geber
Marcos Sampaio
Rodrigo Hurtado

INTRODUÇÃO

O artigo 213 do Código Penal Brasileiro (CPB) – Decreto-lei 2848/40 – assim define o crime de estupro: "Constranger alguém, mediante violência ou grave ameaça, a ter conjunção carnal ou a praticar ou permitir que com ele se pratique outro ato libidinoso" (alterado pela Lei 012.015-2009). A Organização das Nações Unidas (ONU) define violência de gênero como "qualquer ato de violência baseado no gênero que resulta ou possa resultar em dano ou sofrimento físico, sexual ou psicológico a uma mulher incluindo ameaça de tais atos, como coerção, privação arbitrária da liberdade, seja no âmbito público ou no privado". A violência sexual pode ocasionar diretamente a gravidez indesejada ou a infecção por doenças sexuais transmissíveis (DSTs), incluindo HIV e AIDS, influenciando a respeito do uso de contraceptivos e adoção de prática de autocuidados, bem como tem grande impacto sobre o estado psicológico da mulher.

Atendimento médico de urgência

Logo que der entrada como vítima de violência a mulher deve ser encaminhada a um local separado em que lhe seja assegurada privacidade em atitude respeitosa, sensível e solidária. As vítimas esperam o atendimento que as proteja de nova vitimização. O médico que coletar a anamnese deve fazê-lo com atenção e anotar a descrição detalhada da violência, incluindo o tipo de agressão, número de agressores, hora e data do ocorrido. É importante questionar se a mulher se banhou ou usou ducha vaginal, assim como se urinou, evacuou, escovou os dentes ou se trocou após a agressão sexual. Deve-se observar e relatar o estado emocional da paciente. O Ministério da Saúde, nas normas técnicas de prevenção e tratamento dos agravos resultantes da violência sexual contra mulheres e adolescentes de 2005, propõe que seja preenchida uma ficha específica de atendimento que abranja os aspectos da anamnese e do exame físico.

O exame físico é minucioso e presta-se a detectar, avaliar e tratar as lesões bem como colher as evidências forenses, devendo ser realizado na presença de outra pessoa que pode ser uma enfermeira ou uma mulher da família que esteja acompanhando a paciente. Deve-se também solicitar sorologia para sífilis (VDRL ou RPR), assim como sorologia para hepatites B e C (HBsAg e anti-HCV), sorologia anti-HIV e o exame de gravidez (β-hCG).

Profilaxia de gravidez

Muitas mulheres consideram a gravidez decorrente do estupro uma segunda violência sexual, e 1% a 5% resultam em gravidez. A complexidade da situação pode ser na maioria das vezes evitada pelo uso da anticoncepção de emergência, devendo ser realizada mediante administração de 1,5 mg de levonorgestrel preferencialmente em dose única. Outra opção é o método de Yuzpe, que consiste na ingestão de comprimidos anticoncepcionais combinados que contenham no total 200 µg de etinil-estradiol e 1 mg de levonorgestrel. Quando usado em até 72 horas após o contato sexual, a eficácia é de 97%. Se usado em até 5 dias, a eficácia é de 50% a 70%.

Profilaxia das doenças sexualmente transmissíveis

A prevalência das DSTs nos casos de violência sexual varia de 16% a 58%, sendo maior nas grávidas e crianças. A profilaxia para DSTs deve ser destinada às doenças virais e profilaxia para as doenças não virais.

TABELA 11.1. Profilaxia das DSTs não virais em mulheres adultas e adolescentes com mais de 45 kg e não gestantes

Penicilina G benzatina			
Profilaxia da sífilis	2,4 milhões UI	IM	Dose única
Cefotriaxona			
Profilaxia da gonorreia	250 mg	VO	Dose única
Azitromicina			
Profilaxia da clamidiose e do cancro mole	1 g	VO	Dose única
Metronidazol			
Profilaxia da tricomoníase	2 g	VO	Dose única

Fonte: Ministério da Saúde, 2012.

TABELA 11.2. Profilaxia das DSTs não virais em crianças, adolescentes e gestantes com menos de 45 kg

Penicilina G benzatina			
Crianças e adolescentes	(Dose máxima: 2,4 milhões UI) 50 mil UI/Kg 2,4 milhões UI	IM	Dose única
Gestantes	(1,2 milhão em cada nádega)		

Ceftriaxona			
Crianças e adolescentes	250 mg 500 mg	IM	Dose única
Gestantes			

Azitromicina			
Crianças e adolescentes	20 mg/kg 1 g	VO	Dose única
Gestantes			

Metronidazol			
Crianças e adolescentes	15 mg/kg/dia 2 g	VO	8/8 horas, por 7 dias (máximo: 2 g) dose única
Gestantes			

Fonte: Ministério da Saúde, 2012.

TABELA 11.3. Alternativas para a profilaxia das DSTs não virais

Profilaxia	Gestantes	Crianças e adolescentes	Adultos
Penicilina Benzatina (sífilis)	**Estearato de eritromicina** 500 mg VO a cada 6 horas durante 15 dias	**Estearato de eritromicina** 50 mg/kg/dia VO a cada 6 horas por 15 dias	**Estearato de eritromicina** 500 mg VO a cada 6 horas durante 15 dias
Ofloxacina (gonorreia)	**Ceftriaxona** 500 mg IM, dose única	**Ceftriaxona** 250 mg IM, dose única	**Ceftriaxona** 250 mg IM, dose única **Tianfenicol** 2,5 g VO, dose única
Azitromicina (clamidíase)	**Estearato de eritromicina** 500 mg VO a cada 6 horas durante 7 dias	**Estearato de eritromicina** 50 mg/kg/dia VO a cada 6 horas por 10 a 14 dias	**Amoxicilina** 500 mg VO a cada 8 horas durante 7 dias
Azitromicina (cancro mole)	**Ceftriaxona** 250 mg IM, dose única, ou **Estearato de eritromicina** 500 mg VO a cada 6 horas durante 7 dias	**Ceftriaxona** 125 mg IM, dose única	**Ceftriaxona** 250 mg IM, dose única
Metronidazol (tricomoníase)	**Secnidazol ou tinidazol** 2,0 g VO, dose única		**Secnidazol ou tinidazol** 2,0 g VO, dose única

Fonte: Ministério da Saúde, 2012.

TABELA 11.4. Abordagem sorológica da hepatite B

HBsAg	Anti-HBc IgM	Diagnóstico	Conduta
+	+	**Infecção aguda** (há pelo menos 15 dias)	Repetir HBsAg e anti-HBc: IgM em 6 meses Realizar em 15 dias
+	−	**Infecção aguda precoce** (há menos de 15 dias) ou **Hepatite crônica**	**Anti-HBc IgM:** (+) Infecção aguda. Repetir HBsAg e anti-HBc IgM em 6 meses: (−) Fazer Anti-HBc total, se +, indica infecção crônica
−	+	**Infecção aguda**	**Anti-HBs:** (+) Cura (−) Doença crônica Repetir HBsAg e anti-HBc IgM em 6 meses
−	−	**Negativo ou não produz anticorpo*** *Condição rara.	**Vacinação e IGHAHB**

Fonte: Ministério da Saúde, 2012.

TABELA 11.5. Opções de imunoprofilaxia

Vacina anti-hepatite B	
Aplicar IM em deltoide Imunização ativa	0,1 e 6 meses após violência sexual
Imunoglobulina humana anti-hepatite B	
Aplicar IM em glúteo Imunização passiva	0,06 mL/kg, dose única

Fonte: Ministério da Saúde, 2012.

TABELA 11.6. Profilaxia do HIV para mulheres adultas, adolescentes e gestantes

Zidovudina			
300 mg	VO	A cada 12 horas	Café e jantar
Lamivudina			
150 mg	VO	A cada 12 horas	Café e jantar
Nelfinavir			
750 mg	VO	A cada 8 horas	Café, almoço e jantar ou café e jantar
1.250 mg	VO	A cada 12 horas	

Fonte: Ministério da Saúde, 2012.

TABELA 11.7. Profilaxia do HIV para crianças

$$\text{Superfície corporal (m}^2\text{)} = \frac{(\text{Peso} \times 4) + 7}{\text{Peso} + 90}$$

Zidovudina		
90 a 180 mg/m^2	VO	A cada 8 horas
Lamivudina		
4 mg/kg	VO	A cada 12 horas
Nelfinavir		
30 mg/kg	VO	A cada 8 horas

Fonte: Ministério da Saúde, 2012.

A questão da interrupção da gravidez

O abortamento é um direito da mulher nos casos de gravidez resultante de estupro, segundo o Decreto-lei 2.848 de 7 de dezembro de 1940, art. 128, inciso II, do Código Penal (CP), que diz textualmente que não se pune aborto praticado por médico em caso de necessidade, quando não haja outro meio de salvar a vida da gestante e, nos casos de gravidez resultante de estupro, devendo o aborto ser precedido de consentimento da gestante e nos casos de incapaz, de seu representante legal. É uma obrigação do médico fornecer essa informação para a mulher ou seus representantes legais.

O Código Penal não exige nada mais do que o consentimento expresso da mulher, não sendo necessária a apresentação de nenhum documento policial ou jurídico. Nessa situação, vale a palavra da mulher, que é considerada como presunção de veracidade, o que resguarda penalmente o médico caso se descubra posteriormente que essa mulher não disse a verdade. No caso da gestante adolescente, se seus representantes legais se manifestarem favoráveis ao aborto e a adolescente for contrária, sua vontade deve prevalecer.

A interrupção da gravidez só poderá ocorrer após a datação da gestação. Para interromper uma gravidez de até 12 semanas pode-se usar o método de aspiração a vácuo, aspiração manual intrauterina (AMIU). A curetagem uterina só deve ser realizada se não houver condições de aspiração a vácuo. Para interromper a gravidez entre 13 e 20 semanas utiliza-se o misoprostol na dose de 200 µg, de 12 em 12 horas, por 48 horas, via vaginal, podendo repetir o esquema de 3 a 5 dias caso o útero não apresente esvaziamento completo, permanecendo a mulher internada durante todo o processo. Se necessária, a curetagem poderá ser realizada para finalizar o procedimento.

Bibliografia

American College of Obstetricians and Gynecologists (ACOG). Educational bulletin: adolescent victims of sexual assault. Int. J. Gynaecol. Obstet. 1999; 64:195-9.

Bellagio Conference on Emergency Contraception. Consensus statement on emergency contraception. Contraception. Out. 1995; 52(4):211-3.

Brasil. Ministério da Saúde. Assistência ao planejamento familiar. Brasília: Ministério da Saúde, 1996.

Brasil. Ministério da Saúde. Coordenação Nacional de DST e AIDS. Recomendações para a profilaxia da transmissão vertical do HIV e terapia antirretroviral em gestantes. Brasília: Ministério da Saúde, 2004. (Série Manuais, nº 46.)

Brasil. Ministério da Saúde. Coordenação Nacional de DST e AIDS. Guia de tratamento clínico da infecção pelo HIV em crianças. Brasília: Ministério da Saúde. 2004. (Série Manuais, nº 18.)

Brasil. Ministério da Saúde. Manual de controle de doenças sexualmente transmissíveis. 3ª ed. Brasília: Ministério da Saúde, 1999.

Brasil. Ministério da Saúde. Ministério da Justiça. Secretaria de Políticas de Saúde. Direitos humanos e violência intrafamiliar. Brasília: Ministério da Saúde, 2001.

Brasil. Ministério da Saúde. Parto, aborto e puerpério: assistência humanizada à mulher. Brasília: Ministério da Saúde, 2001.

Brasil. Ministério da Saúde. Secretaria de Atenção à Saúde. Departamento de Ações Programáticas Estratégicas. Prevenção e tratamento dos agravos resultantes da violência sexual contra mulheres e adolescentes: Norma Técnica/Ministério da Saúde. Secretaria de Atenção à Saúde. Departamento de Ações Programáticas Estratégicas. – 3. ed. atual. e ampl., 1. reimpr. – Brasília: Ministério da Saúde, 2012. 124 p.: il. – (Série A. Normas e Manuais Técnicos) (Série Direitos Sexuais e Direitos Reprodutivos; Caderno nº 6).

Centers for Disease Control and Prevention (CDC). Public health service guidelines for the Management of Health-Care Worker Exposures to HIV and Recommendations for Postexposure Prophylaxis.: Recommendations and Reports. MMRW. 1998; 47(7):1-33.

Centers for Disease Control and Prevention (CDC). Sexually transmitted diseases treatment - guidelines 2002. MMWR. 2002; 51(RR-6):61-4.

Heise L, Pitanguy J, Germain A. Violence against women: the hidden health burden. Washington: The International Bank for Reconstruction and Development; The World Bank. 1993. Human Rights Watch. Injustiça criminal: a violência contra a mulher no Brasil. EUA: Americas Watch. 1992.

Yoshihama M, Sorenson SB. Physical, sexual, and emotional abuse by male intimates: experience of women in Japan. Violence Vict. 1994; 9:63-77.

Capítulo 12

Infertilidade Conjugal

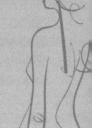

Selmo Geber
Marcos Sampaio
Rodrigo Hurtado

Introdução

A taxa de gravidez habitual, em casais com mulheres de até 35 anos, é de aproximadamente 20% ao mês e 85% ao ano. Assim, a infertilidade é definida como a incapacidade de gestar após 12 meses de exposição sexual sem utilização de anticoncepção. Mulheres com mais de 35 anos têm a taxa de gravidez reduzida a cada ano, devendo-se, então, considerar um tempo menor do que 12 meses para necessitar de ajuda. Pode ser primária, quando não houve gestação anterior, ou secundária, quando houve gestação anterior comprovada.

Avaliação do casal infértil

Na grande maioria dos casos é possível diagnosticar e traçar um plano de tratamento. Em 40% das vezes, a causa é feminina, em 40% a causa é masculina, em 10% identificam-se mais de uma causa e em outros 10% não se consegue identificar a causa – infertilidade sem causa aparente. A sua causa é que norteará a forma de tratamento, assim como a duração da infertilidade e a idade da paciente. A avaliação é iniciada com uma anamnese detalhada e exames físico do casal.

Propedêutica básica
Fator masculino

A propedêutica do fator masculino inclui a investigação da história sexual, história médica, uso de medicação ou drogas, exposição ambiental, realização de exame físico detalhado, pesquisa de exames laboratoriais de rotina e espermograma. Em casos raros e selecionados serão necessários outros exames complementares. O homem apresenta alterações em cerca de 50% dos casais com infertilidade. As principais são:

- Azoospermia: ausência de espermatozoides por uma falha na produção ou por obstrução.
- Oligospermia: baixa contagem de espermatozoides.
- Astenospermia: diminuição da motilidade dos espermatozoides.
- Teratospermia: alterações na morfologia do espermatozoide
- Dificuldade no coito por um distúrbio na ejaculação ou pela impotência.

Espermograma

No espermograma devem ser avaliadas amostras do esperma antes de se definir o tratamento. O sêmen é colhido por masturbação, em frasco limpo, após uma abstinência sexual de 2 a 5 dias, e encaminhado dentro da primeira hora após a ejaculação. Em casos nos quais o primeiro exame apresente alguma alteração é necessário que se repita pelo menos mais uma vez solicitando conjuntamente a espermocultura.

Avaliação física do esperma:

- Volume: 2 a 5 mL.
- Turgidez: normal.
- Viscosidade: normal até 20 s.
- pH: entre 7,2 e 8,0.
- Cor: amarelo-esbranquiçado, pérola, acinzentado ou creme.
- Células redondas: ≤ 4 × 10^6/mL.
- Aglutinação: ausente.
- Liquefação: < 60 minutos.

Avaliação do espermatozoide:

TABELA 12.1

	OMS	OMS 2010
Concentração	≥ 20 × 10^6 espermatozoides/mL	≥ 15 × 10^6 espermatozoides/mL
Motilidade	≥ 50% de móveis progressivos	≥ 40% de móveis progressivos
Morfologia	≥ 15% de formas normais (Kruger)	> 4% de formas normais (Kruger)

Fonte: autoria própria.

Estudo genético

Em caso de azoospermia e oligospermia grave, devem ser realizados cariótipo e estudo de microdeleções do cromossomo Y. Nos casos de ausência do canal deferente descartar fibrose cística.

Avaliação hormonal

Em casos selecionados deve-se fazer a avaliação hormonal com estudo dos androgênios, FSH, LH, prolactina e estradiol.

Fator feminino

A mulher é responsável pela infertilidade em 50% dos casais inférteis, e as principais alterações são:

- Alterações uterinas.
- Anovulação.
- Obstrução tubária.
- Fator peritoneal.

Avaliação da ovulação

Durante a anamnese podem ser identificadas as mulheres que são normo-ovulatórias pela história de ciclos menstruais regulares. Quando não se consegue a confirmação pela história clínica, sugere-se a propedêutica complementar

Curva de temperatura corporal basal

Após a ovulação, a temperatura corporal basal geralmente sobe 0,3°C a 0,6°C em razão da secreção de progesterona, devendo persistir por no mínimo 12 dias. Apresenta sensibilidade e especificidade muito reduzidas e por isso é de pouco uso.

Muco cervical

Durante a fase folicular, a produção de muco aumenta gradativamente, tornando-se mais fluido e abundante em virtude do efeito estrogênico. Além do aumento da filância identifica-se, ao microscópio, um padrão em *folha de samambaia*. Após a ovulação ocorrem diminuição da filância e mudança do aspecto microscópico em função da progesterona. Também tem sensibilidade e especificidade muito reduzidas, sendo por isso de muito pouco uso.

Avaliação hormonal

Para o diagnóstico de ovulação deve-se realizar uma dosagem de progesterona sérica na fase lútea média (19º ao 21º dia do ciclo). Na presença de níveis elevados pode-se então confirmar a ovulação.

Outras dosagens hormonais importantes são do FSH e estradiol séricos, na fase folicular precoce (2º ou 3º dia do ciclo), que permitem avaliar a reserva folicular. De acordo com os resultados podem ser avaliados a reserva folicular e, principalmente, o prognóstico de resposta à indução da ovulação. Os níveis de FSH devem ser menores que 15 mUI/mL associados aos níveis adequados de estradiol.

- **FSH Baixo; E2 Baixo** ⇒ **Bom prognóstico.**
- **FSH Alto; E2 Baixo** ⇒ **Mau prognóstico.**
- **FSH Baixo; E2 Alto** ⇒ **Mau prognóstico.**
- **FSH Alto; E2 Alto** ⇒ **Péssimo prognóstico.**

Até recentemente, era possível dosar a inibina B ou realizar o teste do clomifeno de forma complementar. Entretanto, com o desenvolvimento da metodologia para dosagem do hormônio antimulleriano, ele tem sido o mais utilizado para avaliar a reserva ovariana em razão da sua maior acurácia.

Deve-se determinar o nível sérico de prolactina em todas as pacientes e em qualquer paciente que apresente história de galactorreia. Na presença de níveis anormais altos, deve-se excluir a presença de um microadenoma. Também é fundamental avaliar a função da tireoide.

Ultrassom transvaginal

A partir de exame seriado realizado na fase folicular precoce, folicular média, folicular e lútea, pode-se realizar o rastreamento da ovulação com confirmação do desenvolvimento folicular e posterior ovulação. Além disso, avaliam se as mudanças endometriais que acompanham o ciclo ovulatório com espessamento na fase folicular, e mudança na fase secretora.

O ultrassom permite também avaliar e diagnosticar:

- Alterações anatômicas uterinas (útero bicorno ou didelfo).
- Miomas.
- Alterações funcionais e anatômicas endometriais.
- Morfologia ovariana (cistos e ovários policísticos).
- Tumores pélvicos.
- Alterações tubarias (hidrossalpinge).
- Contagem de folículos antrais para avaliação da reserva ovariana.

Avaliação do fator tubário

Histerossalpingografia (HSG)

A histerossalpingografia, que é um exame de raios X contrastado que permite avaliar o canal cervical, a cavidade uterina, a permeabilidade tubária e a dispersão do contraste para a cavidade pélvica, deve ser realizada em torno do 8º dia do ciclo menstrual e permite avaliar malformações uterinas, estenoses, sinéquias, septos, pólipos, miomas submucosos, obstrução tubária, aderências e hidrossalpinge.

A histerossonossalpingografia é realizada com a injeção de solução salina ou contraste adequado na cavidade endometrial para avaliação por ultrassonografia. Tem a vantagem de não precisar de equipamento de raios X, mas a dificuldade do exame pode reduzir a sensibilidade. Sua maior indicação é para pacientes com alergia ao contraste utilizado na histerossalpingografia.

Em casos de suspeita diagnóstica devem ser realizadas a laparoscopia e a histeroscopia para confirmar o diagnóstico.

Laparoscopia

- Método padrão-ouro para avaliar a anatomia dos órgãos pélvicos e as relações entre eles por visão direta. Avalia o fator peritoneal.
- Não desobriga a HSG.
- Permite o tratamento no mesmo tempo cirúrgico.
- Método invasivo.

HISTEROSCOPIA

- Método diagnóstico para avaliar a anatomia do canal cervical, cavidade uterina, endométrio e óstios tubários por visão direta.
- Não desobriga a HSG, mas apresenta acurácia muito superior.
- Permite o tratamento no mesmo tempo cirúrgico.

OUTROS

Teste pós-coito

O teste pós-coito era realizado não só para avaliação da qualidade do muco e da sobrevida do espermatozoide ao nível cervical, como também feito na fase folicular aproximadamente 8 horas após o coito. Tem baixa acurácia e por isso não é realizado.

Biópsia endometrial

A biópsia endometrial era realizada na fase lútea média e tinha o objetivo de avaliar as modificações secretoras induzidas pela progesterona, próximo ao período de implantação. Não é mais utilizada pois sabe-se que a insuficiência de fase lútea não representa uma patologia, mas um estado transitório. Por ser método invasivo, não é mais indicado para se confirmar a ovulação.

TRATAMENTOS

Indução da ovulação com coito programado

Citrato de clomifeno

O citrato de clomifeno (CC) é um agente não esteroide que ocupa os receptores estrogênicos, impedindo sua ocupação pelos estrogênios endógenos, e o *feedback* negativo sobre o FSH. Assim, ocorre aumento da frequência de pulsos de FSH e LH, os quais determinarão um crescimento folicular. O CC deve ser iniciado entre o 3º e o 5º dias do ciclo menstrual por um período de 5 dias. Quanto mais precoce o início, maior o número de folículos em crescimento. A dose pode variar de 50 mg a 250 mg/dia e também pode realizar a monitorização com ultrassonografia ou pode ser orientado o intercurso sexual em dias alternados, iniciando 5 dias após o último comprimido de citrato de clomifeno. Pode-se associar a hCG para induzir a ovulação, quando os folículos atingem 17 mm, e realizar o coito programado 36 horas depois.

Aproximadamente 85% das mulheres apresentam ovulação e 15% de gravidez ao mês. É importante ressaltar que esse medicamento só apresenta essas taxas de gravidez em pacientes anovulatórias. A baixa taxa de gravidez pode ser explicada pela piora na qualidade e na quantidade do muco cervical, e também pela diminuição da espessura endometrial com piora da receptividade para a implantação. Como a chance de gravidez é limitada, são recomendados o máximo de três ciclos e uma mudança na estratégia terapêutica depois desse período. A taxa de gestação gemelar é de 5%.

Gonadotrofinas

O uso das gonadotrofinas aumenta o recrutamento e o crescimento folicular, sendo associado ao coito programado e à inseminação intrauterina ou fertilização *in vitro*. Elas podem ser na forma urinária e recombinante. Mulheres jovens devem iniciar na dose de 75 UI ao dia do 3º ao 7º dia do ciclo. Para mulheres com idade mais avançada, inicia-se com 150 UI. É imperativo que se faça a monitorização com ultrassonografia seriada, iniciando-se no 9º dia. A manutenção da dose poderá ser feita ou não, tudo de acordo com a resposta de cada paciente. Quando os folículos atingem um diâmetro de 17 mm, deve-se administrar a hCG para induzir a rotura folicular e preparar para coito programado ou inseminação intrauterina 36 horas depois. O crescimento folicular é observado em mais de 90% das pacientes, e as taxas de gestação variam de 30% a 50% em 6 meses de tratamento, para mulheres com idade < 35 anos. Idealmente se deve realizar esse tipo de tratamento por, no máximo, três tentativas. As principais complicações observadas após utilização de gonadotrofinas são a síndrome de hiperestímulo ovariano e a gestação múltipla.

Coito programado

O tratamento do coito programado é iniciado com indução da ovulação com CC ou gonadotrofinas. O crescimento folicular é monitorizado por ultrassonografia e, quando os folículos atingem um tamanho médio de 17 mm, administra-se a hCG. O casal deverá manter relação sexual aproximadamente 36 horas depois do uso da hCG. No caso de haver desenvolvimento folicular inadequado, pode-se manter o uso do indutor até que os folículos atinjam o tamanho adequado. As mulheres que não apresentam resposta à dose inicial, devem ter o ciclo cancelado e iniciado no mês subsequente com uma dose maior ou com outro indutor. Aquelas que apresentarem resposta muito aumentada, isto é, com mais de cinco folículos, devem ser aconselhadas a cancelar o ciclo, não utilizar a hCG e manter relações sexuais com uso de preservativos em razão do elevado risco de gravidez gemelar. Nesses casos, pode-se também sugerir mudar o tratamento para ciclos de fertilização *in vitro* (FIV), pois a chance de gravidez é superior e o risco de gravidez gemelar é menor.

Inseminação intrauterina

A indução da ovulação é feita nos mesmos moldes da indução para o coito programado. Aproximadamente 34 horas após a administração da hCG realiza-se a inseminação intrauterina com o uso de um cateter contendo o sêmen já preparado. Para o preparo do sêmen, que deve ser feito 2 horas antes da inseminação, são usadas técnicas de separação dos espermatozoides móveis. As mais utilizadas são o *swim up* e o Gradiente de Densidade. As taxas de gravidez por ciclo são de aproximadamente 15% e devem ser realizados até três ciclos de tratamento.

Fertilização in vitro *e transferência de embriões*

A técnica de FIV consta da indução e monitorização da superovulação, aspiração dos folículos, identificação dos oócitos, inseminação *in vitro*, cultura de embriões em estágio de pré-implantação e transferência dos embriões.

Indicações

- **Fator tubário:** aderências tubárias e pélvicas e obstrução tubária.

- **Endometriose:** apesar de não se ter definido se a endometriose é de fato uma causa de infertilidade, ela pode contribuir para uma falha reprodutiva.
- **Fator masculino:** para os casos de concentração de espermatozoides inferior a 5 milhões/mL com motilidade inferior a 25%, a FIV deverá ser a primeira opção. Quando for inferior a 3 milhões/mL, deve-se utilizar a técnica de injeção intracitoplasmática de espermatozoide.
- **Mulheres com idade avançada.**
- **Falha de inseminação intrauterina.**
- **Infertilidade idiopática:** a esterilidade sem causa aparente (ESCA) é definida por diagnóstico de exclusão em aproximadamente 10% dos casais. Geralmente, se utiliza, como primeira opção a superovulação e, uma vez que não apresente resultados satisfatórios, deve-se indicar a FIV. Nos casos em que a paciente tiver mais de 35 anos ou mesmo em longo período de infertilidade (> 3 anos), pode-se considera-la como primeira opção.

Estimulação ovariana

É realizada para se obter um maior número de oócitos com possibilidade de fertilização e formação de elevado número de embriões, possibilitando a transferência de mais de um embrião e, portanto, elevando a taxa de gravidez. Os embriões excedentes podem ser congelados para posterior transferência, aumentando a taxa de gravidez acumulada. As desvantagens da superovulação estão relacionadas ao custo elevado, riscos de síndrome de hiperestímulo e de gestação múltipla.

Utiliza-se o hormônio folículo estimulante recombinante (FSHr), que apresenta melhor regularidade entre os lotes e melhor qualidade oocitária. Seu uso implica o recrutamento multifolicular com aumento do número de embriões disponíveis para transferência e aumento das taxas de gestação. São utilizados em associação com os análogos do hormônio liberador das gonadotrofinas (GhRHa) ou seus antagonistas, de forma a impedir o pico endógeno de LH e consequentemente a ovulação com perda do ciclo de tratamento.

A utilização do GnRHa pode ser feita através de protocolo curto ou longo. No protocolo longo, a administração dos análogos de GnRH pode ser iniciada no início da fase folicular ou no meio da fase lútea. A dessensibilização hipofisária ocorre entre 7 e 10 dias após, quando então se inicia a utilização das gonadotrofinas. A administração dos análogos do GnRH deve continuar até a administração da hCG para induzir a maturação oocitária. No protocolo curto ou *flare-up*, inicia-se o uso de análogos do GnRH no dia 2 ou 3 do ciclo menstrual, e começa-se a administração de gonadotrofinas 3 dias após. Em ambos os protocolos, o uso de análogos do GnRH é descontinuado no dia da administração de hCG. O objetivo da utilização do protocolo curto é aproveitar a fase inicial dos análogos do GnRH quando ocorre uma elevação endógena de FSH e LH, diminuindo a quantidade de dias de estímulo e, portanto, a quantidade de gonadotrofinas necessária. No protocolo com uso dos antagonistas do GnRH, o tratamento é iniciado na fase folicular precoce com o FSH. Quando os folículos atingem o diâmetro médio de 14 mm, inicia-se o uso dos antagonistas para se evitar o pico endógeno do LH e, assim, a rotura folicular e luteinização precoce. O antagonista é mantido até o dia da administração da hCG. Quando se utiliza o protocolo de estimulação com os antagonistas, pode-se substituir o uso da hCG pelo agonista do GnRH. Essa mudança é indicada nos casos de risco da síndrome de hiperestímulo ovariano.

Monitorização da ovulação

A monitorização da resposta ovariana à indução, que é feita através de ultrassonografia seriada para visibilização do número e tamanho dos folículos em desenvolvimento e da resposta endometrial, pode ser associada à dosagem seriada de estradiol sérico.

Captação oocitária

A captação oocitária é realizada 34 a 38 horas após a administração de hCG ou análogo do GnRH. A punção folicular é guiada por ultrassom vaginal com a paciente submetida a uma sedação.

Fertilização *in vitro* e cultura de embriões

A amostra de sêmen deverá ser obtida por masturbação no mesmo tempo da punção folicular e mantido à temperatura ambiente por um período de cerca de 30 minutos para liquefação. Posteriormente, o sêmen será preparado por técnicas de beneficiamento para remoção do líquido seminal e separação dos espermatozoides imóveis ou de baixa motilidade.

Os oócitos identificados após a captação serão coincubados (inseminação) com aproximadamente 40.000 espermatozoides, em meio de cultura, a 37°C e 5% de CO_2 por 2 horas. A técnica de injeção intracitoplasmática de espermatozoide (ICSI) consiste em se injetar um único espermatozoide diretamente dentro do citoplasma oocitário. É a mais utilizada, atualmente, em ciclos de reprodução assistida. Aproximadamente 15 a 19 horas após a inseminação/ICSI, os oócitos são examinados para se confirmar a presença de dois pró-núcleos, que significa a ocorrência de fertilização normal.

Os embriões normalmente fertilizados são avaliados por 2 a 5 dias antes de serem transferidos para o útero. Para a avaliação do desenvolvimento embrionário, considera-se que aqueles com divisão simétrica, regular e adequada, e com menor número de fragmentos anucleados, teriam maior capacidade de se desenvolverem em gravidez após transferidos ao útero. As taxas de gravidez variam de acordo com a idade da paciente e da causa da infertilidade, cerca de 55% em mulheres jovens até 5% em mulheres com 45 anos.

Transferência de embriões

A transferência de embriões é realizada rotineiramente 2 a 5 dias após a inseminação *in vitro*. A taxa de gestação está diretamente relacionada à idade da paciente e à qualidade embrionária, variando assim, o número de embriões transferidos de acordo com essas duas condições, sendo menor em mulheres mais jovens (2) e maior (4) para mulheres com mais de 40 anos. Os embriões não transferidos podem ser criopreservados para posterior transferência. O procedimento consta de um ato não invasivo realizado por via transcervical

Suporte de fase lútea

A fase lútea do ciclo de FIV deve ter suporte exógeno de progesterona para evitar que possíveis defeitos de fase lútea comprometam a chance de gravidez. A administração deve ser iniciada após a captação oocitária, devendo ser mantida até entre 8 e 12 semanas de gravidez.

Injeção intracitoplasmática de espermatozoides

A injeção intracitoplasmática de espermatozoides é utilizada para os casos de fator masculino grave com injeção de espermatozoide único proveniente do ejaculado, epidídimo ou testículo. A técnica de ICSI é complementar à FIV, com a única modificação ocorrendo no momento da inseminação, quando, em vez de se concubinarem os oócitos com os espermatozoides, eles são injetados diretamente no citoplasma dos oócitos. Os espermatozoides utilizados podem ser colhidos por masturbação, pela aspiração direta do epidídimo ou por biópsia testicular.

Congelamento de embriões

O principal objetivo do congelamento de embriões é aumentar a possibilidade de um casal obter uma gestação em um único ciclo de estimulação ovariana e captação oocitária. Para o caso de não haver a gravidez, em ciclo a fresco, outra transferência poderá ser realizada sem a necessidade de estimulação ovariana, coleta dos óvulos e FIV, sendo necessário somente o preparo endometrial.

Em algumas situações, como risco iminente de síndrome de hiperestímulo ovariano e inadequação endometrial para a transferência, deve-se proceder ao congelamento de todos os embriões (*Freeze all*). Assim, não se realiza a transferência dos embriões evitando o risco da síndrome e não se reduzindo a chance de gravidez. As taxas de gravidez variam de acordo com a idade da paciente e da causa da infertilidade, sendo semelhantes às observadas em ciclos a fresco.

Doação de óvulos

A técnica de FIV com doação de óvulos é indicada para casais em que as mulheres não apresentam mais reserva folicular – fisiológico (climatério), patológico (falência ovariana prematura) ou iatrogênico (ooforectomia/químio ou radioterapia). Os oócitos são doados anonimamente por mulheres com idade máxima de 35 anos, e a FIV/ICSI é feita com sêmen do marido. Os embriões produzidos são então transferidos para o útero quando adequado. O preparo endometrial é feito com valeranato de estradiol, via oral, até que o endométrio atinja a espessura mínima de 7mm. Antes da transferência embrionária, associa-se o uso da progesterona via vaginal. As taxas de gravidez estão em torno de 55%.

Útero de substituição

A técnica de FIV com útero de substituição é indicada para os casais em que a mulher não tem útero ou apresenta alterações anatômicas ou funcionais que impedem a gravidez. O tratamento é feito nos mesmos moldes dessa fertilização habitual, e a paciente que terá útero de substituição será preparada com valeranato de estradiol e progesterona. Tão logo os embriões estejam prontos, serão transferidos para o útero da paciente em preparo. As taxas de gravidez variam de acordo com a idade da paciente e da causa da infertilidade, variando de 55% em mulheres jovens até 5% em mulheres com 45 anos.

Congelamento de óvulos

Trata-se de uma opção desenvolvida a partir das técnicas de reprodução assistida para as mulheres que desejam preservar sua capacidade reprodutiva e que queiram adiar a gravidez por motivos sociais, profissionais ou de saúde. O tratamento é feito da mesma forma de uma FIV habitual com estimulação ovariana e coleta dos óvulos sem que haja a inseminação/ICSI. Os oócitos são congelados no mesmo dia da punção folicular pela técnica de vitrificação. As taxas de gravidez são semelhantes às obtidas com o congelamento de embriões.

Bibliografia

Geber S, Sales L, Sampaio MA. Laboratory techniques for human embryos. Reprod Biomed Online. 2002; 5:211-8.

Gunn DD, Bates GW. Evidence-based approach to unexplained infertility: a systematic review. Fertil Steril. 2016; 105:1566-74

Murta M, Machado RC, Zegers-Hochschild F, Checa MA, Sampaio M, Geber S. Endometriosis does not affect live birth rates of patients submitted to assisted reproduction techniques: analysis of the Latin American Network Registry database from 1995 to 2011. J Assist Reprod Genet. 2018; 35:1395-9.

Roque M, Haahr T, Geber S, Esteves SC, Humaidan P. Fresh versus elective frozen embryo transfer in IVF/ICSI cycles: a systematic review and meta-analysis of reproductive outcomes. Hum Reprod Update. 2019; 25:2-14.

Roque M, Tostes AC, Valle M, Sampaio M, Geber S. Letrozole versus clomiphene citrate in polycystic ovary syndrome: systematic review and meta-analysis. Gynecol Endocrinol. 2015; 31:917-21.

Capítulo 13

Planejamento Familiar

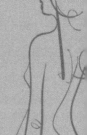

Selmo Geber
Marcos Sampaio
Rodrigo Hurtado

Introdução

O planejamento familiar compreende a constituição de uma família desejada de maneira programada e consciente. As ferramentas mais úteis para que se alcance essa finalidade são a informação e o uso adequado da contracepção, a qual se entende como o conjunto de produtos ou procedimentos médicos que previnem a ocorrência de gestação a partir da relação sexual. Os métodos contraceptivos são avaliados quanto à sua eficiência, segurança, aceitação por parte dos pacientes e custo. É imperativo que as informações claras e objetivas sobre esses quatro quesitos sejam oferecidas aos pacientes por ocasião da consulta médica, que definirá qual o método a ser adotado para o propósito de contracepção.

O Índice de *Pearl* (IP) mede a eficácia dos métodos contraceptivos pela avaliação do número de falhas do método em um período de 1 ano a cada 100 mulheres.

$$\text{Índice de } Pearl = \frac{\text{número de falhas} \times 12 \text{ meses} \times 100 \text{ (mulheres)}}{\text{número total de meses de exposição}}$$

TABELA 13.1. Percentual de efetividade (eficácia) e continuidade de diferentes anticoncepcionais, durante o primeiro ano de uso do método, segundo a Orgaização Mundial da Saúde (OMS) (Índice de *Pearl*)

Método	Uso típico	% de mulheres com uma gestação não desejada — Uso perfeito	% de mulheres em uso com 1 ano
–1	–2	–3	–4
Nenhum método	85	85	
Espermicidas	29	18	42
Coito interrompido	27	4	42
Métodos com base na fertilidade		5	
Método dos dias padrão		5	
Método dos dois dias		4	
Método da ovulação		3	
Esponja			
Mulheres com paridade	32	20	46
Nulíparas	16	9	57
Diafragma	16	6	57
Condom			
Feminino	21	5	49
Masculino	15	2	53
Pílulas combinadas e só de progestágeno	8	0,3	68
Adesivo cutâneo	8	0,3	68
Anel vaginal	8	0,3	68
AMPD	3	0,3	56
DIU			
Tcu 380A	0,8	0,6	78
Com LNG	0,2	0,2	80
Implanon	0,05	0,05	84
LT	0,5	0,5	100
Vasectomia	015	0,1	100

Pílulas contraceptivas de emergência: tomadas dentro das primeiras 72 horas após o coito desprotegido – redução do risco de gravidez por, no mínimo, 75%

Amenorreia da lactação – altamente eficaz, temporariamete[10]

Fonte: WHO. Medical eligibility criteria for contraceptive use (5th edition) 2015.

MÉTODOS NATURAIS

Também conhecidos como métodos comportamentais, os naturais não apresentam contraindicações ou efeitos adversos e têm reversibilidade imediata. Sua desvantagem é o rigor e o cuidado necessários, que fazem com que sua eficácia seja muito limitada. Não devem ser indicados em mulheres com dificuldade de reconhecer as mudanças no organismo, naquelas com múltiplos parceiros e nas com ciclos menstruais irregulares. Sua taxa de falha pode chegar a 25%.

Os métodos naturais são:

- Coito interrompido.
- Lactação.
- Avaliação do muco cervical (*Billings*) – iniciar abstinência sexual quando o muco cervical ficar fluido e retomar apenas 4 dias após o último dia.
- Temperatura basal: iniciar abstinência no início do ciclo menstrual e manter até 3 dias depois da temperatura subir 0,2°C a 0,5°C.
- Tabela (Ogino-Knaus): fazer abstinência sexual no período que se inicia 18 dias subtraídos da duração total do ciclo mais longo e termina 11 dias subtraídos da duração total do ciclo mais curto, medido nos últimos 6 meses.

MÉTODOS CONTRACEPTIVOS DE BARREIRA

Os métodos contraceptivos de barreira impedem a passagem dos espermatozoides pelo canal cervical e sua ascensão às tubas uterinas e, consequentemente, a fertilização do óvulo. Além da boa eficácia contraceptiva, atuam como o principal método de prevenção das doenças sexualmente transmissíveis (DST).

Preservativo (condom masculino)

O preservativo é o ideal para os casais que tenham relações esporádicas e que não querem correr o risco de ter alguma doença sexual transmissível.

Apresenta um índice de falha de aproximadamente 10%, sendo menor nos casais que têm o hábito do uso e por isso tornam menor a chance de contrair a doença. A principal causa de falha é a rotura do preservativo, que é de uso único e tem período de armazenamento limitado. Sua utilização após o período indicado aumenta muito o risco desse rompimento e consequente falha do método.

Não existem contraindicaçãoes e o único efeito adverso é a alergia ao látex ou ao lubrificante.

Condom feminino

O condom feminino apresenta a vantagem para as mulheres de que não dependam do parceiro para o uso, apenas de treinamento correto na inserção. É feito de poliuterano, o que garante melhor transferência de calor, maior resistência à rotura e necessidade de lubrificação, e apresenta um índice de falhas de cerca de 20%, sendo menor em casais que mantêm o hábito do uso. Requer um grau de cuidado maior durante o uso, garantindo a inserção adequada e o posicionamento correto do pênis durante a relação, internamente ao condom. Não deve ser usado por mulheres com alteração anatômica da vagina. O efeito adverso é a alergia.

Diafragma

Método de barreira feminino indicado para as mulheres esclarecidas que possam manipular a genitália interna.

Apresenta um índice falhas de aproximadamente 20%. Seu tamanho varia de 50 a 105 mm, devendo ser prescrito de acordo com a cérvice da paciente, ser colocado até 6 horas antes da penetração e ser retirado após um período mínimo de 6 horas e no máximo em 24 horas. O uso de espermicida associado melhora a eficácia e a lubrificação.

Os efeitos adversos são muito raros. A alergia e a cistite, causas da compressão da uretra, são os descritos.

Espermicidas

Os espermicidas são agentes químicos que lesam a membrana dos espermatozoides, podendo ser usados como método isolado ou associados a métodos de barreira. Seu uso isolado tem índice de falha semelhante ao diafragma. Esses agentes devem ser aplicados na vagina imediatamente antes de cada coito. Não apresentam efeitos adversos, exceto pela possível alergia.

Dispositivo intrauterino

O dispositivo intrauterino (DIU) é o segundo método mais utilizado para planejamento familiar, estando indicado em pacientes que desejam contracepção eficaz, prática, de longa duração e prontamente reversível. Mulheres com contraindicações ao uso de métodos hormonais são também candidatas ao uso do DIU.

Sua eficácia é superior à observada com os contraceptivos. A taxa de gravidez com a adoção desse método, ou seja, o DIU de cobre está em torno de 0,4% a 2,1%, e para o de levonorgestrel, de 0,1% a 0,2%.

O mecanismo de ação se baseia na presença de um corpo estranho na cavidade uterina que induz a reação inflamatória local, podendo atingir as trompas e o fundo de saco vaginal, aumentando e promovendo efeito tóxico para os espermatozoides e oócitos, o qual proporciona a diminuição da taxa de fertilização. A presença do cobre reduz a motilidade dos espermatozoides e sua capacitação. Pode haver também alterações na captação e transporte ovular pelas trompas. O DIU de levonorgestrel torna o endométrio atrófico, determinando um ambiente inadequado para a gravidez, espessa o muco cervical e modifica a motilidade tubária.

As principais contraindicações são a suspeita ou diagnóstico de gravidez, Doença Inflamatória Pélvica (DIP) atual ou prévia, suspeita ou diagnóstico de câncer genital, história de gravidez ectópica, distúrbios da coagulação e/ou uso de anticoagulantes, dismenorreia grave, fluxo menstrual abundante, uso de imunossupressores e cardiopatia, distorção grave da cavidade uterina e câncer ginecológico.

Na presença de efeitos adversos ou expulsão, deve-se avaliar a possibilidade de outra opção contraceptiva. No caso de duas expulsões consecutivas, o método deve ser substituído. Os principais efeitos adversos do DIU de cobre são menorragia, dismenorreia e aumento da secreção vaginal. No caso do DIU de levonorgestrel ocorre redução ou ausência do fluxo menstrual na maioria das pacientes.

O melhor momento para a inserção é durante o fluxo menstrual, pois, com o colo aberto, é mais fácil a inserção. Além disso, tem-se certeza da não gravidez. Após a inserção, a paciente já está sob o efeito contraceptivo, não sendo necessário outro método complementar. Recomenda-se o primeiro controle com 60 dias e depois rotineiro a cada ano.

Contracepção hormonal

A contracepção hormonal se baseia principalmente na anovulação consequente à inibição das gonadotrofinas promovida pelos hormônios sintéticos (estrogênios e progestágenos). Outros efeitos são a modificação do muco cervical, dificultando a passagem dos espermatozoides, transformação do endométrio, tornando-o não receptivo à implantação, e alterações na secreção e motilidade tubária, dificultando o transporte ovular.

Contracepção oral

A contracepção oral apresenta elevada proteção (falha de 0,5%). Os combinados monofásicos são compostos de associação contínua e com a mesma dose em todas as drágeas. Os combinados bifásicos apresentam não só dois conjuntos com dosagens diferentes e os combinados trifásicos, como também três conjuntos de pílulas com dosagens diferentes. Existem diversas formulações e tipos de estrogênios e progestágenos disponíveis no mercado. A indicação irá depender da avaliação do médico assistente e da aceitação da paciente, principalmente relacionada aos efeitos adversos.

O estrogênio mais utilizado é o etinilestradiol, devendo ser dada preferência aos compostos de baixa dosagem, isto é,

< 30 µg/dia. Os progestágenos mais recentes e mais utilizados são gestodeno, desogestrel, levonorgestrel e drospirenona.

O uso deve ser iniciado no 1º dia do ciclo e deve ser mantido por 21 dias e o intervalo entre as cartelas deve ser de 7 dias. A proteção é iniciada a partir do 1º dia do ciclo. Quando a paciente se esquecer de tomar uma pílula, deverá fazê-lo assim que se lembrar. Se o esquecimento for maior do que duas pílulas, a paciente deverá interromper o ciclo e se associar a outro método contraceptivo.

Os efeitos colaterais mais comuns são sangramento intermenstrual, alterações de humor, náuseas, aumento de peso, cefaleia, aumento do volume das mamas e mastalgia. São contraindicações ao uso das pílulas:

- Risco ou história de tromboembolismo, tromboflebite, doença tromboembólica, AVC.
- Doença hepática.
- Câncer de mama.
- Gravidez.
- Tabagismo em mulheres com mais de 35 anos.

Minipílulas

As minipílulas contêm apenas progestogênio e agem interferindo no muco cervical, alterando a motilidade tubária e a receptividade endometrial. É indicada durante a amamentação (noretisterona ou levonorgestrel) e para as mulheres com contraindicação ao estrogênio presente nas pílulas combinadas (desogestrel). Devem ser usadas sem interrupção e apresentam eficácia de 0,4%.

Contracepção de emergência

A contracepção de emergência é uma opção contraceptiva que utiliza doses elevadas de hormônios sintéticos usados nas pílulas anticoncepcionais orais. Única forma de prevenção da gravidez feita depois da relação sexual e sem interromper a gravidez estabelecida, funciona interrompendo o ciclo reprodutivo, e alterando os fenômenos biológicos que culminam com a concepção, e atua inibindo ou retardando a ovulação com prejuízo da mobilidade dos espermatozoides no útero. A taxa de proteção à gravidez com uso do método é de 99,6%, se administrado nas primeiras 24 horas depois da relação sexual, e de 97,3% de eficácia no uso até as primeiras 72 horas. Quando utilizado até 120 horas, a eficácia é baixa (< 15%).

Para a apresentação de levonorgestrel de 1,5 mg ou 2 comprimidos de 0,75 mg deve-se ingerir o mais cedo possível devem ser tomados após a relação sexual de risco. Quanto ao uso de pílulas anticoncepcionais orais, 2 comprimidos logo após a relação sexual de risco e repetir a dose 12 horas depois. Para as pílulas de média dosagem, a dose é de 4 comprimidos após a relação e outros 4 depois de 12 horas. O uso do intervalo de 12 horas tem o objetivo de reduzir os efeitos adversos causados pelas altas taxas de estrogênio. Os efeitos colaterais mais comuns são náusea, vômito e cefaleia, além de sangramento de escape.

Contracepções injetáveis

A contracepções injetáveis podem ser de uso mensal ou trimestral e devem ser aplicados por via intramuscular. Combinam estrogênio e progestágeno e apresentam mecanismo de ação semelhante aos dos anticoncepcionais orais. São indicados para as mulheres que não conseguem se lembrar de usar a pílula diariamente ou manifestam intolerância gastrointestinal aos hormônios. Apresentam índices de falha comparáveis aos anticoncepcionais orais.

Outras formas

As outras opções para a adoção de contracepção hormonal são os implantes subdérmicos de longa duração, anel vaginal e os adesivos transdérmicos. Sua escolha deve ser feita de acordo com a paciente. Em geral têm eficácia semelhante à observada nos contraceptivos orais e devem ser indicados para maior conforto da paciente.

Métodos definitivos

Os métodos definitivos, também chamados de esterilização, podem ser realizados no homem ou na mulher, devendo ser indicados para os casais com a prole definida e que tenham de idade mais de 30 anos. Apresentam como principais vantagens sua alta e permanente eficácia e efeitos colaterais reduzidos ou ausentes. Além da orientação adequada ao casal, deve-se seguir o constante na Lei 9.263, de 1996, que estabelece as regras a serem cumpridas em função da esterilização cirúrgica.

Salpingotripsia

A oclusão cirúrgica das tubas, que interrompe a passagem dos espermatozoides e impede a fertilização, apresenta um índice de falha de 0,4% nos dois primeiros anos e pode ser feita por laparotomia ou laparoscopia. Além dos riscos inerentes à técnica cirúrgica adotada, a principal complicação associada é o aumento no risco de gravidez ectópica quando da sua falha.

Vasectomia

A vasectomia é feita pela secção dos canais deferentes, que impede a saída dos espermatozoides no ejaculado. Apresenta um índice de falha de 0,2%. Em razão de seu aspecto ambulatorial, a cirurgia tem poucas complicações e efeitos adversos. É importante se realizar um espermograma 90 dias após a vasectomia para que seja confirmada a azoospermia.

Bibliografia

Curtis KM, Tepper NK, Jatlaoui TC, Berry-Bibee E, Horton LG, Zapata LB et al. U.S. medical eligibility criteria for contraceptive use MMWR Recomm Rep. 2016. 65(3):1-103.

FSRH. UK medical eligibility criteria for contraceptive use (2016)[Accessed 14 June 2018].

Poli MEH, Mello CR et al. Manual de anticoncepção da FEBRASGO. Femina 09, 2009; 37(9).

United Nations, Department of Economic and Social Affairs, Population Division. Trends in contraceptive use worldwide 2015

WHO. Medical eligibility criteria for contraceptive use (5th edition) 2015.

Capítulo 14

Perda Gestacional de Repetição

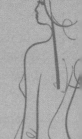

Selmo Geber
Marcos Sampaio
Rodrigo Hurtado

INTRODUÇÃO

A perda gestacional de repetição é definida pela ocorrência de três ou mais abortos consecutivos de gestações documentadas clinicamente (ultrassonografia), acometendo apenas 1% da população. A investigação clínica deve ser iniciada após dois abortos espontâneos e consecutivos com ênfase aos casos em que é identificada atividade cardíaca fetal precedente ao aborto, quando a mulher tiver mais de 35 anos ou está o casal apresentar infertilidade. Mesmo após a ocorrência de alguns abortos, uma paciente é mais propensa a levar sua próxima gravidez até o termo do que abortar, mesmo que não esteja em tratamento.

ETIOLOGIA

As causas mais conhecidas são as anormalidades cromossômicas e as complicações trombóticas da síndrome de anticorpos fosfolipídios (SAAF). Essas alterações são responsáveis por menos de 15% dos abortos recorrentes, e, mesmo após a avaliação completa, a possível causa do aborto espontâneo permanece inexplicada em mais da metade dos casos.

Fatores genéticos

As translocações balanceadas representam as alterações genéticas mais associadas ao aborto recorrente, estando presentes em 3% a 4% desses casais. Nesses casos, um dos pais é portador de conteúdo genético total sem alterações: porém, um fragmento de um cromossomo está fixado impropriamente a outro. As translocações podem ser recíprocas, quando ocorre apenas a troca recíproca dos segmentos extraídos com a quebra, não alterando o número total de cromossomos, ou robertsoniana, quando dois cromossomos acrocêntricos perdem seus braços curtos se unindo próximo à região centromérica, formando, assim, um único cromossomo, o que resulta em um indivíduo com 45 cromossomos. Desse modo, dependendo da natureza da translocação, os gametas produzidos poderão ser normais, balanceados ou não. Após a fertilização, o embrião resultante pode ser normal, apenas na translocação recíproca, ou portador balanceado (sem perda ou acréscimo de material genético) ou não balanceado da translocação. A grande maioria dos embriões anormais não sobrevive. Dentre os que sobrevivem, os nascidos vivos são portadores de uma translocação balanceada ou, no caso das translocações robertsonianas, monossômicos ou trissômicos para o DNA cromossômico translocado.

Outras anomalias observadas são as inversões e inserções, mosaicismo e defeitos de um único gene. Distúrbios ligados ao X podem estar relacionados a abortos recorrentes de fetos femininos, estando raramente associados a abortos recorrentes do sexo masculino. A partir da análise de histórias familiares ou identificação de padrão de anomalias características de uma síndrome hereditária conhecida, é possível reconhecer defeitos monogênicos e distúrbios resultantes.

É importante se colher uma história clínica; entretanto, o cariótipo do casal é fundamental para o diagnóstico. Quando houver suspeita clínica de alguma doença gênica, deve-se realizar a pesquisa específica da doença. O tratamento indicado tanto nos casos das doenças cromossômicas como as gênicas é o diagnóstico genético pre-implantacional (PGD) dentro de um contexto de fertilização *in vitro* (FIV).

TROMBOFILIAS HEREDITÁRIAS

As trombofilias hereditárias estão associadas a maior incidência de trombose venosa ou arterial e também à ocorrência de perdas gestacionais espontâneas. Tais distúrbios ocasionam a alterações do desenvolvimento vascular placentário, gerando uma vascularização anormal e trombose placentária, além de determinar a interrupção da gravidez.

A maioria dos estados trombofílicos é hereditária, sendo a hiper-homocisteinemia, a resistência da proteína C ativada associada a mutações no fator V de Leiden, as deficiências das proteínas C e S, as mutações na região promotora do gene da protrombina e as mutações na protrombina e mutações na antitrombina III as alterações mais associadas à perda gestacional de repetição. São menos comuns as deficiências trombofílicas mais graves (deficiência da antitrombina e da proteína S).

A grande parte desses distúrbios é autossômica dominante, apresentando-se com penetrância variável. A associação de dois ou mais defeitos trombofílicos hereditários está fortemente correlacionada a resultados adversos da gravidez. Assim, a propedêutica complementar deve incluir os exames para detecção de mutação no fator V de Leiden, atividade da proteína S, mutações do gene da protrombina, níveis de homocisteína, atividade da proteína C, plaquetas, níveis plasmáticos positivos de anticorpos anticardiolipina IgG ou IgM, níveis plasmáticos positivos de anticoagulante lúpico e anti-β2-glicoproteína. Para o diagnóstico laboratorial, os testes devem ser positivos em duas ou mais ocasiões com intervalo de 6 semanas ou mais.

O tratamento se baseia no uso de antitrombóticos, corrigindo por meio deles a hipercoagulabilidade e não sua causa subjacente. A heparina pode exercer efeitos imunomoduladores diretos ao se ligar aos anticorpos antifosfolipídios, reduzindo a migração de células inflamatórias a locais de exposição. A associação de aspirina em baixa dosagem (75 mg/dia a 80 mg/dia) com a heparina não fracionada subcutânea (5.000 a 10.000 unidades, 2 vezes ao dia) também tem eficácia demonstrada. Inicia-se o uso da aspirina antes da gravidez e, uma vez confirmada a gestação, deve-se começar a heparina.

A heparina de baixo peso molecular apresenta uma maior razão antitrombótica, o que resulta em melhor resultado e menos efeitos colaterais hemorrágicos. O uso exclusivo de aspirina em baixas doses não se mostrou eficaz, devendo ser associado ao tratamento com a heparina.

Alterações anatômicas

As anormalidades anatômicas do colo e do corpo uterino, congênitas ou adquiridas, foram associadas a perdas gestacionais de repetição e isoladas com incidência duas vezes maior do que da população geral (7% *vs.* 15%). Mulheres com septo intrauterino correm o risco de ter 60% de perda gestacional espontaneamente. Anormalidades anatômicas adquiridas podem ser aderências intrauterinas, miomas uterinos e pólipos. O endométrio que se desenvolve sobre um tecido alterado pode se apresentar-se com baixa vascularização, o que favorece a uma placentação anormal do embrião que ali se implantar podendo acarretar na perda espontânea da gestação. Grandes miomas intramurais, maiores que 5 cm, também estão correlacionados a abortos.

O diagnóstico é feito através de avaliação da cavidade intrauterina por histeroscopia. Para o tratamento de miomas submucosos, aderências e septos intrauterinos, a melhor opção é a ressecção histeroscópica. Todos os estudos que determinaram incidência, risco e resultado pós-tratamento de alterações da cavidade endometrial são retrospectivos e/ou observacionais, o que sugere que essas indicações ainda estão sujeitas a revisão.

Alterações endócrinas

Quando os abortos ocorrem antes de 10 semanas de gestação, podem estar correlacionados com alterações na síntese ou liberação da progesterona, secundárias a uma insuficiência do corpo lúteo. Outros fatores endócrinos podem estar associados à perda gestacional recorrente, tais como hipotireoidismo, diabetes *mellitus*, síndrome de ovários policísticos e hiperprolactinemia. Para um diagnóstico adequado devem ser avaliados glicemia de jejum, TSH e T4 livre, ultrassonografia endovaginal e prolactina sérica.

O tratamento da insuficiência de corpo lúteo pode ser feito com a indução da ovulação ou uso de progesterona por via vaginal, na fase lútea, ou a associação de ambos. Após três ciclos de indução sem sucesso, deve-se indicar a FIV. A correção do hipotireoidismo e da diabetes deve ser iniciada antes da tentativa de gravidez. Nos casos de hiperprolactinemia, o tratamento deve ser feito com cabergolina 0,5 mg, de 7/7 dias ou bromocriptina 1,2 mg a 2,5 mg ao dia.

Fenômenos imunológicos

Até o momento não existe consenso se existe ou não associação entre os fatores imunológicos e a perda gestacional de repetição que justifique intervenção terapêutica. Além disso, os meios diagnósticos e tratamentos para esses casos ainda não estão bem estabelecidos. Testes de *cross-match* têm sido sugeridos como alternativa diagnóstica, porém ainda sem consenso.

A imunização com leucócitos paternos ou de doador para estimulação do sistema imunológico materno com aloantígenos tem sido sugerida como opção terapêutica. Entretanto, os resultados de ensaios clínicos individuais e metanálises não demonstram eficácia, uma vez que esse tipo de imunização também apresenta aumento do risco de retardo acentuado do crescimento intrauterino, trombocitopenia fetal potencialmente fatal e complicações auto e isoimunes. Assim, não há justificativa clínica para o emprego rotineiro desse tratamento. Outras terapias imunorreguladoras descritas são ciclosporina, pentoxifilina e nifedipina; contudo, os riscos maternos e fetais gerados pelo uso de tais substâncias impedem seu uso clínico.

Bibliografia

ACOG. Antiphospholipid syndrome. ACOG Practice Bulletin nº 118, January 2011. Andersen AM, Andersen PK, Olsen J, Grĺnbæk M, Strandberg-Larsen K. Moderate alcohol intake during pregnancy and risk of fetal death. Int J Epid. January 2012; 41(2):405-13.

Bender AR, Christiansen OB, Elson J et al. ESHRE Guideline Group on RPL. ESHRE guideline: recurrent pregnancy loss. Hum Reprod Open. February 2018; (2).

Bernardi LA, Plunkett BA, Stephenson MD. Is chromosome testing of the second miscarriage cost saving? A decision analysis of selective versus universal recurrent pregnancy loss evaluation. Fertil Steril. 2012;98(July (1)):156-61.

Di Simone Nicoletta, Meroni PL, Del Papa N. Antiphospholipid antibodies affect trophoblast gonadotropin secretion and invasiveness by binding directly and through adhered β2glycoprotein I. Arthritis Rheum. 2000; 43(1):140-50.

Dlugi AM. Hyperprolactinemic recurrent spontaneous pregnancy loss: a true clinical entity or a spurious finding? Fertil Steril. August 1998; 70(2):253-5.

Egerup P, Kolte AM, Larsen EC, Krog M, Nielsen HS, Christiansen OB. Recurrent pregnancy loss: what is the impact of consecutive versus non-consecutive losses? Hum Reprod. October 2016; 31(11):2428-34.

Ernest JM, Marshburn PB, Kutteh WH. Obstetric antiphospho-lipid syndrome: an update on pathophysiology and management. Semin Reprod Med. November 2011; 29(06):522-39.

Ghazeeri GS, Kutteh WH. Immunological testing and treatment in reproduction: frequency assessment of practice pat-terns at assisted reproduction clinics in the USA and Australia. Hum Reprod. October 2001; 16(10):2130-5.

Haas DM, Ramsey PS. Progestogen for preventing miscarriage. Cochrane Database Syst Rev. 2013; 10.

Hirahara F, Andoh N, Sawai K, Hirabuki T, Uemura T, Minaguchi H. Hyperprolactinemic recurrent miscarriage and results of randomized bromocriptine treatment trials. Fertil Steril. August 1998; 70(2):246-2.

Jaslow CR, Carney JL, Kutteh WH. Diagnostic factors identified in 1020 women with two versus three or more recurrent pregnancy losses. Fertil Steril. March 2010; 93(4):1234-43.

Jaslow CR, Kutteh WH. Effect of prior birth and miscarriage frequency on the prevalence of acquired and congenital uterine anomalies in women with recurrent miscarriage: a cross- sectional study. Fertil Steril. Jun 2013;99(7): 1916-22.

Ke RW. Endocrine basis for recurrent pregnancy loss. Obstet Gynecol Clin. March 2014; 41(1):103-12.

Kutteh WH. Antiphospholipid antibody syndrome and reproduction. Curr Opin Obstet Gynecol. August 2014; 26(4):260-5.

Lund M, Kamper-Jłrgensen M, Nielsen HS, Lidegaard 1, Andersen AM, Christiansen OB. Prognosis for live birth in women with recurrent miscarriage: what is the best measure of success? Obstet Gynecol. 2012; 119(1):37-43.

Pellestor F, Andreo B, Arnal F, Humeau C, Demaille J. Maternal aging and chromosomal abnormalities: new data drawn from in vitro unfertilized human oocytes. Hum Genet. February 2003; 112(2):195-203.

Popescu F, Jaslow CR, Kutteh WH. Recurrent pregnancy loss evaluation combined with 24-chromosome microarray of miscarriage tissue provides a probable or definite cause of pregnancy loss in over 90% of patients. Hum Reprod. March 2018; 33(4):579-87.

Practice Committee of the American Society for Reproductive Medicine. Evaluation and treatment of recurrent pregnancy loss: a committee opinion. Fertil Steril. November 2012; 98(5):1103-11.

Practice Committee of the American Society for Reproductive Medicine. Definitions of infertility and recurrent pregnancy loss: a committee opinion. Fertil Steril. January 2013; 99(1):63.

Shahine L, Lathi R. Recurrent pregnancy loss: evaluation and treatment. Obstet Gynecol Clin. March 2015; 42(1):117-34.

Sills ES, Perloe M, Palermo GD. Correction of hyperinsulinemia in oligoovulatory women with clomiphene-resistant polycystic ovary syndrome: a review of therapeutic rationale and reproductive outcomes. Eur J Obstet Gynecol Reprod Biol. August 2000;91(2):135-41.

Sugiura-Ogasawara M, Ozaki Y, Katano K et al. Abnormal embryonic karyotype is the most frequent cause of recurrent miscarriage. Hum Reprod. May 2012; 27(8):2297-303.

van den Boogaard E, Vissenberg R, Land JA et al. Significance of (sub) clinical thyroid dysfunction and thyroid autoimmunity before conception and in early pregnancy: a systematic review. Hum Reprod Update. May 2011; 17(5):605-19.

Venetis CA, Papadopoulos SP, Campo R, Gordts S, Tarlatzis BC, Grimbizis GF. Clinical implications of congenital uterine anomalies: a meta-analysis of comparative studies. Reprod Biomed Online. December 2014; 29(6):665-83.

Yan L, Yu Q, Zhang YN et al. Effect of type 3 intramural fibroids on in vitro fertilization intracytoplasmic sperm injection outcomes: a retrospective cohort study. Fertil Steril. May 2018; 109(5):817-22.

Capítulo 15

Doenças Benignas da Mama

André Viana

Introdução

O tecido mamário benigno é heterogêneo, contendo gordura, estroma (arcabouço da mama) e parênquima (ductos e lóbulos). Os principais acometimentos mamários são dor, nódulo, alteração mamográfica e derrame papilar.

Os diagnósticos em mastologia obedecem ao exame tríplice na sua maioria:

- Exame clínico.
- Exame de imagem.
- Exame anatomopatológico.

Mastalgia

Pode ser cíclica (relação com o período pré-menstrual) ou acíclica.

Devemos excluir alteração na mama e tranquilizar a paciente.

A conduta não medicamentosa geralmente é bem-sucedida.

Terapias com bons resultados:

- Anti-inflamatórios não esteroides tópico gel usado 3 vezes ao dia por 3 a 6 meses.
- Tamoxifeno 10 mg/dia, 3 a 6 meses (casos refratários).

Cisto

Ácino da unidade ductolobular terminal que se distende e coleciona fluido.

O cisto simples (benigno) possui parede fina e lisa com conteúdo anecoico ao ultrassom.

O cisto complexo recebe uma ou mais características ultrassonográficas: debris internos, vegetação, septação, parede espessadas, irregulares, lesões intracísticas em geral, fluido sanguinolento, massa residual após aspiração.

Nódulo

Lesão sólida com características imaginológicas de benignidade.

Apresentam forma redonda ou elipsoide, margens bem definidas, relação altura/largura < 1 cm (geralmente paralelos à pele), tamanho < 2 cm.

Os principais exemplos de lesões nodulares benignas da mama são:

- Fibroadenoma.
- Adenoma.
- Papiloma.
- Adenose.
- Cicatriz radial.
- Lipoma.

DERRAME PAPILAR

Secreção serosa, bilateral, multiductal e não espontânea.

Pode ser aquoso ou sanguinolento, espontâneo, unilateral e uniductal.

MASTITE PUERPERAL

O ingurgitamento leva à estase venosa/linfática, a qual dificulta a amamentação. Consequentemente ocorre formação de fissuras que serve como porta de entrada para bactérias (mais comum S*taphylococcus aureus)*.

Os sintomas são dor, calor, rubor, tumor, picos de febre e mal-estar.

Para o tratamento, proceder com amamentação, sustentação adequada das mamas, compressas frias. As fissuras devem ser tratadas com creme cicatrizante.

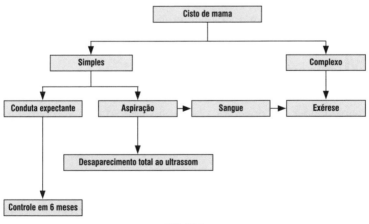

FIG. 15.1

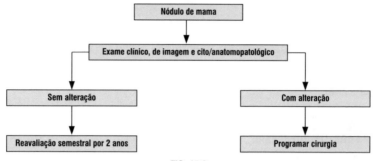

FIG. 15.2

Tratamento na fase aguda: antibiótico (cefalexina, 500 mg, VO, 6/6 horas por 10 dias). Abscessos devem ser drenados.

Mastite puerperal epidêmica é menos comum, tratando-se, pois, de uma infecção hospitalar. A principal via é a transpapilar por contaminação através da orofaringe do recém-nascido.

O *Staphylococcus aureus* penicilase-resistente é o agente mais comum. A presença de secreção purulenta pelo mamilo determina suspensão da amamentação, devendo-se realizar cultura e dar início à antibioticoterapia.

MASTITE NÃO PUERPERAL

Metaplasia escamosa do epitélio colunar ductal ocasiona queratinização com posterior obstrução seguida de rompimento ductal. Consequentemente ocorre invasão bacteriana com formação de abscesso e possível fistulização. A metaplasia escamosa é mais frequente nas tabagistas.

Tratamento: anti-inflamatório e cefalexina 500 mg, VO, 6/6 horas podendo associar-se com metronidazol, 400 mg de 8/8 horas por 10 dias.

Na presença de massas e/ou modularidade, abordar cirurgicamente para excluir neoplasia.

Se houver derrame papilar espontâneo e persistente, realizar exérese dos ductos acometidos.

Se houver fístula, realizar exérese do trajeto.

Bibliografia

Dixon JM. Management of disorders of the ductal system and infections. In: Diseases of the breast 2000; 47-55.

Dupont W, Page D. Risk factors for breast cancer in women with proliferative breast disease. N Engl J Med 1985; 312:146-51.

Linsk JA. Clinical aspiration cytology. Philadelphia: J.B. Lippincott 1983.

Veronesi V, Boyle P, Goldhirsch A, Orecchia R, Viale G. The Lancet. Breast Cancer. 2005; 365:1727-41.

Capítulo 16

Câncer de Mama

André Viana

Introdução

O câncer de mama é o tipo da doença mais comum entre as mulheres no mundo e no Brasil, depois do de pele não melanoma. A cada ano, aproximadamente 60 mil brasileiras são diagnosticadas com esse tipo de câncer.

O maior objetivo atualmente é o diagnóstico precoce. Quanto mais cedo for feito, mais favorável será o prognóstico.

Como nasce o câncer

Cada célula do nosso corpo obedece a uma programação. Dependo de qual célula for uma função, ela a exercerá, até que em certo momento ocorrerá a apoptose, ou seja, a morte fisiológica programada.

Um tumor se desenvolve a partir de uma mutação genética celular. A célula deixa de atender suas funções e passa a ter a capacidade de gerar a proliferação anárquica e a invasão de outros tecidos.

FATORES DE RISCO

- **Risco relativo < 2:** Menarca precoce, menopausa tardia, nuliparidade, primeira gravidez a termo após 30 anos de idade, reposição hormonal, obesidade, consumo de álcool, lesão proliferativa benigna.
- **Risco relativo 2 a 4:** Um parente de 1º grau com câncer de mama, exposição à radioatividade, história pessoal de câncer de mama, mamas densas.
- **Risco relativo > 4:** Dois parentes de 1º grau com câncer de mama, mutação genética (BRCA 1, BRCA 2), hiperplasia atípica, carcinoma lobular *in situ*, carcinoma ductal *in situ*.
- Estima-se que 75% a 80% dos casos de câncer de mama ocorram em mulheres sem fatores de risco para a doença.

CLASSIFICAÇÃO DAS LESÕES PROLIFERATIVAS INTRADUCTAIS MAMÁRIAS (OMS 2003)

- Hiperplasia ductal usual.
- Hiperplasia ductal atípica.
- Carcinoma ducal *in situ* de baixo grau.
- Carcinoma ducal *in situ* de grau intermediário.
- Carcinoma ducal *in situ* de alto grau.

CLASSIFICAÇÃO HISTOLÓGICA DO CARCINOMA DE MAMA (OMS 2003)

- Carcinoma ductal *in situ*.

- Carcinoma ducal invasivo: sem outras especificações, tubular, medular, mucinoso, aporrinho, metaplásico, secretor, inflamatório.
- Carcinoma lobular *in situ*.
- Carcinoma lobular invasivo.
- Na papila, a doença de Paget pode estar associada ao carcinoma intraductal e/ou invasor.

ESTADIAMENTO

- T tumor.
- TX tumor não pode ser avaliado.
- T0 nenhuma evidência do tumor.
- T1is CDIS, carcinoma lobular *in situ* (CLIS) e doença de Paget (a Doença de Paget associada a um tumor é classificada de acordo com o tamanho desse tumor).
- T1mic microinvasão ≤ 0,1 cm.
- T1a > 0,1 cm e ≤ 0,5 cm.
- T1b > 0,5 cm e ≤ 1,0 cm.
- T1c > 1,0 cm e ≤ 2,0 cm.
- T2 > 2,0 cm e ≤ 5,0 cm.
- T3 > 5,0 cm.
- T4a tumor de qualquer tamanho que invade costela ou músculos intercostais ou serrátil (não incluem os peitorais).

- T4b tumor de qualquer tamanho comprometendo pele ou edema (pele em casca de laranja).
- T4c: T4a e T4b.
- T4d carcinoma inflamatório.
- N linfonodo regional.
- NX linfonodo não pode ser avaliado (exemplo: removido previamente).
- N0 linfonodo sem metástase.
- N1 metástase em linfonodo(s) axilar(es) ipsolateral(is) móvel(is).
- N2a metástase em linfonodo(s) axilar(es) ipsolateral(is) fixo a outro(s) ou a outra estrutura.
- N2b metástase apenas em linfonodo(s) da cadeia mamária interna na ausência de metástase axilar.
- N3a metástase em linfonodo infraclavicular ipsilateral.
- N3b metástase em linfonodo da cadeia mamária interna ipsilateral e em linfonodo axilar.
- N3c metástase em linfonodo supraclavicular ipsilateral.
- M Metástase a distância.
- MX: A presença de metástase a distância não pode ser avaliada.
- M0: Nenhuma metástase a distância.
- M1: Metástase a distância.

Agrupamentos do estágio de American Joint Committee on Cancer (AJCC)

QUADRO 16.1

Estágio 0 Tis N0 M0
Estágio I T1* N0 M0
Estágio IIA T0 N1 M0 T1 N1 M0 T2 N0 M0
Estágio IIB T2 N1 M0 T3 N0 M0
Estágio IIIA T0 N2 M0 T1* N2 M0 T2 N2 M0 T3 N1, N2 M0
Estágio IIIB T4 N0, N1,N2 M0
Estágio IIIC qualquer T N3 M0
Estágio IV qualquer T qualquer N M1

*inclui T1mic

Prognóstico

- Excelente: carcinoma tubular, carcinoma cribriforme, carcinoma mucinoso (coloide), carcinoma tubulolobular.
- Bom: carcinoma lobular clássico, carcinoma variante mucinoso.
- Intermediário: carcinoma medular, carcinoma variante lobular, carcinoma variante medular.
- Desfavorável: CDI (SOE), carcinoma micropapilar, carcinoma apócrino.
- Tumor muito pequeno tem bom prognóstico independentemente do grau histológico.

DIAGNÓSTICO

No nódulo palpável ou lesão à mamografia ou tomossíntese mamária e ecografia, dependendo do caso, realiza-se a avaliação citológica com punção aspirativa com agulha fina (PAAF) ou avaliação histológica com biópsia de fragmento ou mamotomia ou biópsia excisional. Em alguns casos a ressonância magnética pode ser necessária.

TRATAMENTO CIRÚRGICO

No carcinoma lobular *in situ*, proceder com biópsia excisional (diagnóstico e tratamento).

No carcinoma ducal *in situ*, as opções são de mastectomia simples ou tratamento conservador com radioterapia. A cirurgia conservadora está indicada no tumor com < 2,5 cm, grau I ou II, não for do tipo comedocarcinoma e for radiofonicamente bem delimitado. A pesquisa do linfonodo sentinela está indicada quando da lesão extensa, do alto grau nuclear (GIII) e da comedonecrose.

No carcinoma invasor, devemos avaliar a relação do tamanho do tumor e da mama e, em alguns casos, a possibilidade de quimioterapia neoadjuvante para redução do tamanho do tumor. O tratamento conservador representa a maioria dos procedimentos, sempre seguida de radioterapia.

Existem alguns tipos de tratamento minimamente invasivos para o câncer de mama, como: crioablação, radiofrequência, laser, micro-ondas e ultrassonografia de alta frequência e intensidade. Os estudos mais recentes demonstram que a crioablação parece ter maior eficácia do que os demais.

A crioablação consiste na colocação de uma agulha dentro do nódulo, guiado por ultrassonografia. Essa agulha provoca o congelamento do tumor e de parte do tecido ao redor. A crioablação é indicada apenas para tumores preferencialmente menores que 1cm, únicos, e sem metástases em linfonodos axilares.

Indicação de mastectomia

- Relação tamanho tumor/mama incompatível com bom resultado cirúrgico e estético.
- Carcinoma invasivo multicêntrico.
- Carcinoma inflamatório.
- Grande tumor não reduzido o bastante após quimioterapia neoadjuvante.
- Contraindicação à radioterapia.

A abordagem axilar está sempre indicada na presença de tumor invasivo.

Indicação de biópsia do linfonodo sentinela: axila clinicamente negativa, tumor mamário ≤ 5 cm.

Radioterapia

Indicações: Após qualquer cirurgia conservadora de câncer de mama, seja ele *in situ* ou invasor.

Indicação de radioterapia após mastectomia:

- Tumor ≥ 5 cm (T3).
- Na infiltração do músculo peitoral ou pele (T4).

- Quando mais de três linfonodos axilares estiverem comprometidos.
- Quando há extravasamento capsular linfonodal.
- Quando existem margens comprometidas.
- Grau III.
- Dissecção inadequada da axila.

TRATAMENTO SISTÊMICO

Independentemente do acometimento linfonodal, a quimioterapia é aplicada quando o tumor possui mais de 1 cm.

O tratamento hormonal é fundamentado na expressão dos receptores estrogênio e progesterona. Na maioria dos casos, é usado o 20 mg de tamoxifeno por 5 anos.

Bibliografia

Speroff L, Fritz MA, editors. Clinical gynecologic endocrinology and infertility. 7th edition. Philadelphia: Lippincott Williams & Wilkins; 2005.

Zurrida S, Breast Cancer: A practical guide. Amsterdam: Elsevier Science, 2006.

Brasil. Ministério da Saúde. Instituto Nacional do Câncer. Coordenação de Prevenção e Vigilância – CONPREV. Diagnóstico Histopatológico e Fitopatológico das Lesões da Mama – Rio de Janeiro: CONPREV, 2002.

Carvalho FM. Histopatológica. In: Barros, ACSD, Buzaid AC (eds.). Câncer de mama – tratamento multidisciplinar. São Paulo: Dendrix Edição e Design, 2007.

Site da Sociedade Brasileira de Mastologista 2019 https://www.uicc.org/resouncer/tnm.

Veronesi U. Breast câncer. The Lancet 14 may 2005; 365:1727-41.

Capítulo 17

Vulvovaginite

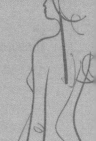

Selmo Geber
Marcos Sampaio
Rodrigo Hurtado

Introdução

Consideram-se como vulvovaginites quaisquer manifestações inflamatórias ou infecciosas do trato genital feminino inferior (vulva, vagina e ectocérvice). Correspondem a 50% a 70% das queixas em consultas ginecológicas, decorrentes de sintomas relacionados a essas manifestações inflamatórias, como corrimento vaginal, prurido vulvar, dispareunia e disúria. Geralmente são causadas por agentes biológicos, mas também podem se relacionar a fatores físicos/traumáticos (absorventes internos e externos), químicos, hormonais (diabetes) e anatômicos, que agem de forma predisponente ou desencadeante do processo. Gravidez, tipo de coito e uso de DIU, além dos estados hiper/hipoestrogênicos, podem favorecer vulvovaginites por modificarem a flora vaginal, que é caracterizada pela presença de lactobacilos, propiciando proteção contra bactérias aeróbicas e algumas anaeróbicas. Em crianças pré-púberes, as infecções bacterianas de flora do trato intestinal são causas comuns e se relacionam com higiene perineal inadequada.

FISIOLOGIA VAGINAL

A cavidade vaginal tem pH ácido (3,5 a 4,5) e contém o produto de secreção das glândulas vestibulares e endocervicais, além da transudação da mucosa vaginal. O corrimento vaginal fisiológico é transparente ou branco, inodoro, de aspecto mucoide, homogêneo ou pouco grumoso. É composto por muco cervical, células epiteliais vaginais descamadas, transudação vaginal, secreção das glândulas vestibulares (de Bartholin e de Skene), raros leucócitos e lactobacilos. O teste das aminas é negativo.

ETIOLOGIA

As principais causas da vulvovaginite são as fisiológicas (gravidez, diabetes), infecciosas (bactérias, fungos e protozoários), hormonais, alérgicas, traumáticas e neoplásicas. Os agentes etiológicos causadores das vulvovaginites mais prevalentes são *Gardnerella vaginalis*, *Trichomonas vaginalis* e *Candida sp*.

Vaginose bacteriana

A vaginose bacteriana corresponde de 40% a 50% das vulvovaginites, sendo desencadeada pelo desequilíbrio da flora vaginal, caracterizada pela diminuição acentuada dos lactobacilos e pelo crescimento excessivo da flora bacteriana anaeróbica: *Gardnerella vaginalis*, *Bacteroides sp*, *Mobiluncus sp*, micoplasmas. Apresenta um corrimento vaginal homogêneo, branco-acinzentado, algumas vezes bolhoso e com odor fétido (especialmente após a relação sexual ou no período menstrual).

Para a propedêutica complementar pode-se utilizar o teste do pH, que se encontra aumentado (≥ 4,5), o teste das aminas, que é positivo, e o exame microscópico, que demonstra células-chave (*clue cells*) e ausência de lactobacilos.

O tratamento é feito com metronidazol, VO, dose única de 2,0 g, ou com esquemas de 7 dias (750 mg a 1,0 g/dia). Também são usados com boa eficácia o secnidazol e o tinidazol, ambos em esquemas de 2,0 g, VO, dose única. Pode-se usar a clindamicina, VO, 300 mg de 12/12 horas, por 7 dias, em caso de intolerância aos imidazólicos. A abstinência de álcool durante o tratamento é necessária em razão do risco do efeito Dissulfiram-*like*. Devem ser evitados no segundo semestre da gestação em virtude do ao risco de baixo peso para o feto.

Tricomoníase

A tricomoníase é causada pelo *Trichomonas vaginalis,* protozoário flagelado, móvel, cuja principal forma de transmissão é a sexual. Corresponde a 10% a 25% das infecções vaginais, e o risco de transmissão por coito é de 60% a 80%. Pode permanecer assintomática no homem e, na mulher, principalmente após a menopausa. Na mulher, pode acometer a vulva, a vagina e a cérvice, causando cervicovaginite.

Os principais sinais e sintomas são: corrimento vaginal fétido, abundante, amarelo/esverdeado, bolhoso, dor local, dispareunia, prurido ou irritação vulvar e sintomas urinários (disúria e polaciúria). Observa-se ainda, ao exame físico, hiperemia da mucosa, com placas avermelhadas – colpite difusa e/ou focal, com aspecto de framboesa. No teste de Schiller, pode-se identificar um aspecto de pele de tigre.

O diagnóstico é feito através da associação da clínica com o exame a fresco da secreção vaginal. Os parasitas flagelados são identificados em lâminas contendo uma gota do corrimento e uma de soro fisiológico, observado ao microscópio, com objetiva de 10 a 40×, movimentando-se ativamente entre as células epiteliais e os leucócitos. O teste do pH vaginal frequentemente mostra valores acima de 4,5. A cultura é valiosa em crianças em casos suspeitos e com exame a fresco e esfregaço repetidamente negativos. No entanto, deve ser recomendada somente nesses casos. A reação em cadeia da polimerase (PCR) é o padrão-ouro para diagnóstico. O simples achado de *Trichomonas vaginalis* em uma citologia oncológica de rotina impõe o tratamento da mulher e também do seu parceiro sexual, já que se trata de uma doença sexualmente transmissível (DST). A tricomoníase vaginal pode alterar o resultado da citologia oncológica. Por isso, nos casos em que houver alterações morfológicas celulares, deve-se realizar o tratamento e repetir a citologia para avaliar se há persistência dessas alterações.

Para o tratamento, o uso tópico tem baixa eficácia. Assim, é recomendado o metronidazol 250 mg, VO, de 8/8 horas, por 7 dias, uma vez que os esquemas de metronidazol 2 g, VO, dose única, tinidazol 2 g, VO, dose única, e secnidazol 2 g, VO, dose única, têm eficácia bem inferior. É importante tratar o parceiro e evitar ingestão de álcool durante o uso do medicamento.

Candidíase vulvovaginal

A candidíase vulvovaginal é caracterizada pela infecção da vulva e da vagina pelas várias espécies de *Candida*, principalmente (90%) pela *Candida albicans*, um fungo gram-positivo dimorfo de baixa virulência que habita a vagina como comensal e é encontrada em aproximadamente um terço das mulheres. As demais espécies são a *C. tropicalis*, *C. glabrata*, *C. krusei*, *C. parapsilosis*. Apresenta-se em forma de esporo e pseudo-hifa. É a segunda maior causa de vulvovaginite.

Os fatores considerados predisponentes são: gravidez, diabetes *mellitus*, obesidade, antibioticoterapia sistêmica, uso de corticosteroides e contraceptivos orais, hábitos de higiene inadequados e uso de roupas justas, contato com substâncias irritantes, alterações na resposta imunológica (imunodeficiência), incluindo a infecção pelo HIV e fatores psicoemocionais relacionados ao estresse.

O quadro clínico é representado por prurido vulvovaginal, ardor ou dor à micção e dispareunia. Ao exame observa-se corrimento branco, grumoso, inodoro e com aspecto caseoso (*leite coalhado*) aderido à mucosa, hiperemia, edema vulvar, fissuras e maceração da vulva, vagina e colo recobertos por placas brancas ou branco-acinzentadas aderidas à mucosa.

Para o diagnóstico laboratorial realiza-se o exame direto (a fresco) do conteúdo vaginal com KOH, que revela a presença dos fungos, ou através do esfregaço corado do conteúdo vaginal ou cultura. No teste do pH vaginal, são mais comuns valores < 4. A cultura só tem valor quando feita em meios específicos – Saboraud; deve ficar restrita aos casos nos quais a sintomatologia é muito sugestiva e se todos os exames anteriores forem negativos. Também é indicada nos casos recorrentes para identificar a espécie de cândida responsável. O simples achado de cândida na citologia oncológica em uma mulher assintomática não permite o diagnóstico de infecção clínica, não justificando o tratamento.

O tratamento pode ser tópico ou sistêmico. Para uso sistêmico é recomendado: itraconazol, (100 mg) 2 comprimidos VO pela manhã e 2 comprimidos à noite, ou fluconazol (150 mg VO, dose única). O tratamento tópico é o preferencial para gestantes, sendo indicados: cetoconazol, miconazol, clotrimazol ou isoconazol por 5 a 7 dias.

Os parceiros não precisam ser tratados, exceto os sintomáticos ou para os casos recidivantes. Nos casos de candidíase recorrente (4 episódios/ano), devem ser investigados fatores predisponentes, como diabetes, imunodepressão, infecção pelo HIV e uso de corticoides.

Bibliografia

Aslan DL, Gulbahce HE, Stelow EB et al. The diagnosis of Trichomonas vaginalis in liquid-based Pap tests: correlation with PCR. Diagn Cytopathol 2005; 32:341-4.

Atashili J, Poole C, Ndumbe PM, Adimora AA, Smith JS. Bacterial vaginosis and HIV acquisition: a meta-analysis of published studies. AIDS 2008; 22:1493-501.

Carr PL, Felsenstein D, Friedman RH. Evaluation and management of vaginitis. J Gen Intern Med 1998; 13:335-46.

Hobbs MM, Seña AC. Modern diagnosis of Trichomonas vaginalis infection. Sex Transm Infect 2013; 89:434-8.

Kingston MA, Bansal D, Carlin EM. 'Shelf life' of Trichomonas vaginalis. Int J STD AIDS 2003; 14:28-9.

Krashin JW, Koumans EH, Bradshaw-Sydnor AC et al. Trichomonas vaginalis prevalence, incidence, risk factors and antibiotic-resistance in an adolescent population. Sex Transm Dis 2010; 37:440-4.

Livengood CH. Bacterial vaginosis: an overview for 2009. Rev Obstet Gynecol 2009; 2:28-37.

McClelland RS, Sangare L, Hassan WM et al. Infection with Trichomonas vaginalis increases the risk of HIV-1 acquisition. J Infect Dis 2007; 195:698-702.

McGreal S, Wood P. Recurrent vaginal discharge in children. J Pediatr Adolesc Gynecol 2013; 26:205-8.

Money D. The laboratory diagnosis of bacterial vaginosis. Can J Infect Dis Med Microbiol 2005; 16:77-9.

Mulhem E, Boyanton BL Jr, Robinson-Dunn B, Ebert C, Dzebo R. Performance of the Affirm VP-III using residual vaginal discharge collected from the speculum to characterize vaginitis in symptomatic women. J Low Genit Tract Dis 2014; 18:344-6.

Nyirjesy P, Gilbert J, Mulcahy LJ. Resistant trichomoniasis: successful treatment with combination therapy. Sex Transm Dis 2011; 38:962-3.

Phillips AJ. Treatment of non-albicans Candida vaginitis with amphotericin B vaginal suppositories. Am J Obstet Gynecol 2005; 192:2009-13.

Sobel JD, Chaim W, Nagappan V, Leaman D. Treatment of vaginitis caused by Candida glabrata: use of topical boric acid and flucytosine. Am J Obstet Gynecol 2003; 189:1297-300.

Sobel JD, Ferris D, Schwebke J et al. Suppressive antibacterial therapy with 0,75% metronidazole vaginal gel to prevent recurrent bacterial vaginosis. Am J Obstet Gynecol 2006; 194:1283-9.

Sobel JD, Wiesenfeld HC, Martens M et al. Maintenance fluconazole therapy for recurrent vulvovaginal candidiasis. N Engl J Med 2004; 351:876-83.

Van Der Pol B, Williams JA, Orr DP, Batteiger BE, Fortenberry JD. Prevalence, incidence, natural history, and response to treatment of Trichomonas vaginalis infection among adolescent women. J Infect Dis 2005; 192:2039-44.

Van Eyk N, Allen L, Giesbrecht E et al. Pediatric vulvovaginal disorders: a diagnostic approach and review of the literature. J Obstet Gynaecol Can 2009; 31:850-62.

Workowski KA, Bolan GA. Centers for Disease Control and Prevention (CDC). Sexually transmitted diseases treatment guidelines, 2015. MMWR Recomm Rep 2015; 64:1-137.

Capítulo 18

Infecções Sexualmente Transmissíveis

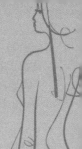

Selmo Geber
Marcos Sampaio
Rodrigo Hurtado

SÍFILIS

A sífilis é causada pela bactéria *Treponema pallidum* e tem o homem como hospedeiro único e obrigatório, podendo ser adquirida ou congênita e sua evolução natural apresenta três fases: primária, secundária e terciária (tardia).

Sífilis primária

A sífilis primária é caracterizada pela presença de um cancro duro no local de inoculação, que surge após período de incubação que varia de 10 a 90 dias, sendo a média de 21 dias. Essa lesão é uma úlcera, geralmente única, indolor, de bordas endurecidas e fundo limpo, com forma numular. Aparece normalmente na região genital, mas também pode surgir na boca, no ânus e, raramente, na pele. Nas mulheres atinge o colo uterino, vulva, períneo, mais raramente lábios, mamilos, clitóris, vagina e conjuntiva.

Essa fase dura 10 a 20 dias, podendo chegar até 2 meses. A lesão desaparece sem deixar cicatriz na maioria dos casos.

Após 10 dias do surgimento do cancro duro, pode ocorrer reação dos gânglios linfáticos satélites, que se mostram duros, isolados, indolores, móveis, e a pele adjacente não tem sinais flogísticos.

Sífilis secundária

Depois de 4 a 6 semanas do aparecimento do cancro duro, podem surgir as lesões secundárias. Ocorrem roséolas, máculas, pápulas miliares ou foliculares na pele de várias regiões do corpo; porém, as lesões nas áreas palmares e plantares são patognomônicas de sífilis. Também pode haver exantema generalizado e ocorrerência de alopecia, micropoliadenopatia, mialgia e esplenomegalia leve. Em casos de treponemia muito intensa, podem surgir neurite periférica e, raramente, sinais de demência.

Sífilis terciária ou tardia

Após a fase secundária há um período de latência muito variável, no qual a paciente não apresenta sinais ou sintomas da doença. Depois desse período surgem manifestações de forma generalizada. Podem ser cutâneas, com formação de nódulos, gomas ou eritema terciário; cardiovasculares, causando a inflamação das paredes dos vasos, principalmente aorta, e ao surgimento de gomas no septo interventricular ou parede dos ventrículos; e nervosas, com inflamação e degeneração do parênquima e das meninges, podendo causar paralisias e demências, sendo mais frequente a *tabes dorsalis*, em razão do acometimento dos cordões posteriores da medula, que se manifesta com perda de equilíbrio e dor intensa.

Sífilis congênita

O feto pode ser contaminado a partir da 16ª semana de gestação. Antes disso, o epitélio trofoblástico é espesso, impedindo a passagem das espiroquetas.

A sífilis congênita pode levar ao abortamento, à morte intrauterina e à sífilis congênita precoce ou tardia na infância, podendo também ocorrer hepatoesplenomegalia, anormalidades ósseas, baixo peso ao nascer, pneumonia, hiperbilirrubinemia, paralisia de membros e anormalidades do SNC.

Diagnóstico laboratorial

Na sífilis primária, utiliza-se a pesquisa de campo escuro em material obtido por raspagem do fundo da úlcera.

O VRDL (do inglês, *venereal disease research laboratory*) é uma reação de antígenos cardiolipínicos de alta sensibilidade e baixa especificidade, tornando-se positivo de 3 a 6 semanas após o aparecimento do cancro duro.

O FTA-ABS (do inglês, *fluorescent treponemal antibody absorption test*) pesquisa a absorção de anticorpos treponêmicos fluorescentes. É de alta sensibilidade e alta especificidade e raramente leva a falsos-positivos. A imunoglobulina M (IgM) expressa a atividade da doença. Utiliza-se a titulagem para o diagnóstico e controle de cura.

Tratamento

- **Sífilis primária:** Penicilina benzatina 2.400.000UI, IM, dose única.

- **Sífilis secundária ou latente recente (com menos de 1 ano):** Penicilina benzatina 4.800.000UI, IM, em duas doses semanais de 2.400.000UI.
- **Sífilis terciária ou latente tardia (com mais de 1 ano) e sífilis latente de tempo desconhecido:** Penicilina benzatina 7.200.000UI, IM, em três doses semanais de 2.400.000UI.

CANCRO MOLE

Doença causada pelo *Haemophilus ducreyi*, um cocobacilo gram-negativo, encontrado em mucosas oral e genital normais. Após período de incubação de 2 a 35 dias – média de 5 dias – podem surgir úlceras nos lábios vaginais, fúrcula, introito vaginal ou períneo. A úlcera é dolorosa, úmida e secretante, com bordas avermelhadas e fundo sujo (purulento). Pode ocorrer enfartamento ganglionar (bulbão), unilateral em 75% dos casos, dolorosos, que podem supurar e fistulizar por um único orifício.

Diagnóstico laboratorial

No material coletado do raspado das bordas das úlceras ou aspiração do bulbão, corados pelo método Gram ou Giemsa, podem ser observados cocobacilos curtos, gram-negativos, com disposição em "cardume de peixe" ou em "impressão digital", em paliçada ou mesmo em cadeias isoladas. É grande a chance de falsos-negativos. A cultura é de difícil execução.

Tratamento

- Azitromicina: 1 g, VO, dose única.
- Ceftriaxona: 250 mg, IM, dose única.

- Eritromicina: 500 mg, VO, de 6/6 h.
- Tetraciclinas: 600 mg, VO, de 6/6 h.
- Sulfato de estrepatomicina: 1 g/dia, IM.

O tempo mínimo de tratamento é de 10 dias ou até a cura clínica das lesões e/ou adenite, que, em geral, ocorre após 2 semanas de tratamento. O tratamento tópico das lesões ulceradas, fundamental para acelerar a sua cicatrização, é feito com permanganato de potássio diluído em água morna 1:40.000 ou com água boricada a 2%, três vezes ao dia, durante 15 minutos. Para adenite, quando > 5 cm, deverá ser aspirado através da pele normal adjacente. Incisão e drenagem estão contraindicadas.

Gonorreia

É causada pela bactéria *Neisseria gonorrheae,* um diplococo gram-negativo. Localiza-se preferencialmente na endocérvice e na uretra, mas pode também atingir glândulas, ânus, endométrio, trompas, conjuntivas, articulações, faringe, coração, pele e fígado. Seu período de incubação após a infecção varia de 2 a 10 dias. Na fase aguda, pode ocorrer corrimento amarelo-esverdeado, causando vulvovaginite em 10% a 15% dos casos. O mais frequente é uma endocervicite, que origina um quadro menos intenso, às vezes só com um muco cervical turvo, podendo haver hiperemia do colo. Outros sintomas associados são disúria, sangramento intermenstrual, metrorragia, prurido anal, secreção anal mucopurulenta, sangramento uretral, bartolinite, salpingite aguda, doença inflamatória pélvica, abortamento. Com frequência, há coinfecção com outros patógenos, como *Chlamydia trachomatis* e *Trichomonas vaginalis.*

Diagnótico laboratorial

A identificação de diplococos gram-negativos intracelulares na secreção corada pelo Gram é o método mais utilizado. A cultura pode ser feita em meios seletivos, principalmente o ágar de Thayer-Martin ou de New York City.

Tratamento

- Ceftriaxona 125 mg, IM, dose única.
- Ciprofloxacina 500 mg, VO, dose única.
- Doxiciclina 100 mg, VO, de 12/12 horas durante 7 dias.

HERPES GENITAL

A família *Herpes viridae* apresenta seis tipos patogênicos: herpes simples tipos 1 e 2, citomegalovírus, varicela-zoster, Epstein Barr e o tipo 6. O HSV-1 é encontrado principalmente nos lábios, na face e nas áreas expostas ao sol, enquanto o tipo 2 acomete a região genital, mas podem ser encontrados o HSV-1 em áreas genitais e o HSV-2 em região oral ou os dois associados.

O período de incubação é de 1 a 3 semanas. Depois desse período, no local de inoculação surgem edema, ardor, prurido e dor. Logo após aparecem vesículas agrupadas, que permanecem por 4 a 5 dias. Em seguida, rompem-se, surgindo, então, as úlceras. Na primeira infecção, que geralmente tem a duração de 10 a 20 dias, pode haver mal-estar, febre, mialgia, cefaleia e raramente acometimento neurológico com rigidez de nuca, mielite transversa e radiculopatia sacra. Em 75% dos casos há linfadenopatia inguinal ou femoral. Após o desaparecimento dos sinais e sintomas, a patologia pode nunca mais aparecer ou se tornar recorrente.

A forma recorrente pode ser desencadeada por tensão emocional, estresse, traumas físicos, infecções diversas, diminuição da imunidade. Em geral, os sinais e sintomas são os mesmos, mas com menor intensidade e mais localizados. Tem a duração de 4 a 12 dias e ritmo de recorrência variável.

Diagnóstico laboratorial

O exame colpocitológico pode identificar a infecção por HVS quando mostra a presença de células gigantes multinucleadas. O método mais utilizado é a cultura seguida de tipagem viral com anticorpos monoclonais, de material obtido das vesículas.

Tratamento

Deve-se iniciar com medidas gerais, como drenagem das vesículas, limpeza das lesões com antissepticostópicos e aplicação de éter ou clorofórmio.

Na primoinfecção:

- Aciclovir 400 mg, 3×/dia, de 7 a 10 dias.
- Aciclovir 200 mg, 5×/dia, de 7 a 10 dias.
- Fanciclovir 250 mg, 3×/dia, de 7 a 10 dias.
- Valaciclovir 1 g, 2×/dia, de 7 a 10 dias.

LINFOGRANULOMA VENÉREO

É causada pelos sorotipos invasivos L1, L2 e L3 da *Chlamydia trachomatis*. O período de incubação varia de 3 a 30 dias. Em primeiro lugar há lesões precoces, como pequena erosão, pápula ou úlcera, no local de penetração (principalmente a face interna dos pequenos lábios, mas também ânus, reto, períneo, boca, virilha, axila). Depois ocorre o acometimento dos linfonodos regionais, denominado de síndrome inguinal. Entre 2 e 6 semanas após a lesão primária surgem adenomegalias femorais ou inguinais, geralmente unilaterais, dolorosas, com flutuação e que podem ter rotura espontânea com ou sem formação de fístulas que secretam material purulento espesso. Duas adenomegalias separadas pelo ligamento de Poupart são características dessa doença. Podem acontecer também vulvovaginite, cervicites, proctites, retites, vegetações polipoides e elefantíase. Se não houver tratamento adequado podem surgir fibrose cicatricial, focos de abscesso e fistulizações.

Diagnóstico laboratorial

Teste de Frei – Inoculação intradérmica de antígenos. É positivo quando surge nódulo > 5 mm, com halo eritematoso, após 48 horas. O teste da microimunofluorescência (MIF) pode distinguir infecções com diferentes espécies de clamídias.

A *Chlamydia trachomatis* pode ser isolada em cultura tecidual, utilizando-se a cepa de células HeLa-229 ou células de McCoy, técnica, porém, não amplamente disponível.

De forma opcional, a *Chlamydia trachomatis* pode ser identificada pela microscopia de fluorescência direta, utilizando-se de um conjugado de anticorpos monoclonais no material colhido do bulbão ou de ulceração.

Tratamento

- **Doxiciclina** 100 mg, VO, 12/12 horas por, no mínimo, 3 semanas ou até cura clínica; ou
- **Eritromicina (estearato)** 500 mg, VO, de 6/6 horas por, no mínimo, 3 semanas ou até a cura clínica; ou
- **Sulfametoxazol/trimetoprim** (800 mg e 160 mg), VO, 12/12 horas por, no mínimo, 3 semanas ou até a cura clínica; ou
- **Tetraciclina** 500 mg, de 6/6 horas, durante 3 semanas ou até cura clínica; ou
- **Azitromicina** 1 g VO em dose única, seguido por 500mg VO/dia por 3 semanas ou até a cicatrização das lesões.

Donovanose

A donovanose é também conhecida como granuloma inguinal, granuloma venéreo, granuloma esclerosante que tem como agente etiológico a *Calymmatobacterium granulomatis.* Após um período de incubação que varia de 3 dias a 6 semanas surgem lesões cutâneas e mucosas da genitália, ânus, períneo e virilha, iniciando como pequena pápula ou nódulo indolor, que pode aumentar e ulcerar. Por autoinoculação, surgem lesões-satélites, que se unem, alcançando grandes áreas. Pode ocorrer a formação de massas vegetantes ou granulomatosas, que deformam a genitália. Os sintomas gerais ou as adenopatias ocorrem raramente.

Diagnóstico laboratorial

Nessa patologia, o diagnóstico é essencialmente clínico. Pode-se confirmar a presença da bactéria em esfregaços ou exame histológico de material obtido de biópsia. Também podem ser utilizados testes intradérmicos e reação de fixação do complemento.

Tratamento

- **Doxiciclina** 100 mg, 12/12 horas, por 21 dias.
- **Eritromicina** (estearato) 500 mg, VO, de 6/6 horas por, no mínimo, 3 semanas ou até a cura clínica; ou
- **Azitromicina** 1 g VO em dose única, seguido por 500 mg VO/dia por 3 semanas ou até a cicatrização das lesões.

Bibliografia

Allen VG, Mitterni L, Seah C et al. Neisseria gonorrhoeae treatment failure and susceptibility to cefixime in Toronto, Canada. JAMA 2013; 309(2):163-70.

Centers for Disease Control and Prevention. Sexually Transmitted Disease Surveillance 2016. Atlanta: U.S. Department of Health and Human Services; 2017.

Centers for Disease, Control and Prevention. Recommendations for the laboratory-based detection of Chlamydia trachomatis and Neisseria gonorrhoeae – 2014. MMWR Recomm Rep 2014; 63(RR-02):1-19.

de Voux A, Kent JB, Macomber K et al. Notes from the field: cluster of lymphogranuloma venereum cases among men who have sex with men - Michigan, August 2015-April 2016. MMWR Morb Mortal Wkly Rep 2016; 65(34):920-1.

Fifer H, Cole M, Hughes G et al. Sustained transmission of high-level azithromycin-resistant Neisseria gonorrhoeae in England: an observational study. Lancet Infect Dis 2018; 18(5):573-81.

Gift TL, Hogben M. Emergency department sexually transmitted disease and human immunodeficiency virus screening: findings from a national survey. Acad Emerg Med 2006; 13(9):993-6.

Lolar SA, Sherwin RL, Robinson DM et al. Effectiveness of an urban emergency department call-back system in the successful linkage to treatment of sexually transmitted infections. South Med J 2015; 108(5): 268-73.

Maragh-Bass AC, Torain M, Adler R et al. Risks, benefits, and importance of col- lecting sexual orientation and gender identity data in healthcare settings: a multi- method analysis of patient and provider perspectives. LGBT Health 2017; 4(2):141-52.

Pearson WS, Peterman TA, Gift TL. An increase in sexually transmitted infections seen in US emergency departments. Prev Med 2017; 100:143-4.

Rodriguez A, Agardh A, Asamoah BO. Self-reported discrimination in health-care settings based on recognizability as transgender: a cross-sectional study among transgender U.S. citizens. Arch Sex Behav 2018; 47(4):973-85.

Sexton ME, Baker JJ, Nakagawa K et al. How reliable is self-testing for gonorrhea and chlamydia among men who have sex with men? J Fam Pract 2013; 62(2):70-8.

Taylor MM, Reilley B, Yellowman M et al. Use of expedited partner therapy among chlamydia cases diagnosed at an urban Indian health centre, Arizona. Int J STD AIDS 2013; 24(5):371-4.

Workowski KA, Bolan GA, Centers for Disease Control and Prevention. Sexually transmitted diseases treatment guidelines, 2015. MMWR Recomm Rep 2015; 64(RR-03):1-137.

Capítulo 19

Papilomavírus Humano e Displasia Cervical

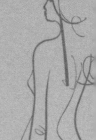

Selmo Geber
Marcos Sampaio
Rodrigo Hurtado

Introdução

O papilomavírus humano (HPV) é um vírus da família *Papovaviridae* que se caracteriza por elevado tropismo pelas células epiteliais da pele e de membranas mucosas. Mais de 200 tipos virais já foram identificados, estando aproximadamente 40 envolvidos com infecção do trato genital. Todos os sorotipos que até o momento foram associados a patologias malignas são do grupo alfa.

A infecção ocorre quando o vírus penetra em células epiteliais ou de mucosa do hospedeiro através de microtraumatismos. A progressão da incubação viral para a expressão ativa depende de três fatores: permissividade celular, tipo de vírus e condição imunológica do hospedeiro. Sua replicação é dependente do genoma da célula hospedeira se liga diretamente à diferenciação epitelial. O vírus pode apresentar transmissão sexual, cujo período de incubação varia de 3 semanas a 8 meses. Depois de instalada, a infecção pelo HPV pode estacionar, regredir (90% dos casos) ou progredir, dando origem às displasias e/ou carcinomas, os quais irão surgir com anos de evolução (apenas 1% das infecções).

O HPV é mais prevalente na faixa etária entre 20 e 40 anos de idade, o que coincide com o pico da atividade sexual. Pacientes com início precoce das atividades sexuais costumam ter um número maior de parceiros e, consequentemente, estão mais expostas a uma possível infecção. A presença de fatores que levam à supressão ou abolição da imunidade celular, como o uso de drogas citotóxicas em transplantados, imunodeficiências inatas ou adquiridas como a AIDS, aumenta a capacidade de o vírus persistir no indivíduo. Nesse grupo de pacientes podem ser observados quadros de condilomatose genital florida e persistente, de difícil controle e tratamento. O uso de anticoncepcionais orais também aumenta o risco da infecção em razão das alterações hormonais que ocasionariam a imunomodulação.

DIAGNÓSTICO

O esfregaço citológico cervicovaginal de rastreamento deve incluir amostras de endocérvice e ectocérvice.

As lesões nas células escamosas podem ser divididas em:

1. Células escamosas atípicas (ASCUS – *atypical squamous cells of undetermined significance*);
2. Células com lesões intraepiteliais escamosas de baixo grau (LSIL – *low grade squamous intraepithelial lesions*);
3. Células com lesões intraepiteliais escamosas de alto grau (HSIL – *high grade squamous intraepithelial lesions*);
4. Células glandulares atípicas de significado indeterminado (AGUS – *atypical glandular cells of undetermined significance*).

NIC I é a alteração celular que acomete as camadas mais basais do epitélio estratificado do colo do útero (displasia leve). Cerca de 80% das mulheres com esse tipo de lesão apresentarão regressão espontânea. NIC II é a existência de desarranjo celular em até 3/4 da espessura do epitélio, preservando as camadas mais superficiais (displasia moderada). Já a NIC III é a observação do desarranjo em todas as camadas do epitélio (displasia acentuada e carcinoma *in situ*), sem invasão do tecido conjuntivo subjacente. As lesões precursoras de alto grau (NIC II e III) são encontradas com mais frequência na faixa etária de 35 a 49 anos, sobretudo entre as mulheres que nunca realizaram o exame citopatológico.

No resultado compatível com NIC I recomenda-se a repetição do exame citopatológico após 6 meses. Nos resultados compatíveis com NIC II ou NIC III recomenda-se o encaminhamento imediato para a colposcopia e biópsia para confirmação histopatológica de que não há invasão do tecido conjuntivo.

A categoria LSIL inclui NIC I e as alterações de HPV, denominadas atipias coilocitóticas. A categoria HSIL inclui NIC II e NIC III com apresentações de displasia moderada a acentuada e carcinoma *in situ*. As cepas de HPV que causam NIC II e NIC III com lesões de alto grau são: 16, 18, 31, 33, 35, 39, 45, 51, 52, 56 e 58.

TRATAMENTO

O tratamento da infecção com HPV depende de fatores como a idade do paciente, o local acometido e o número de lesões, gravidez ou doença ginecológica concomitante.

Podofilina 15% em solução alcoólica

A podofilina contém uma série de substâncias com ação antimitótica. Deve ser aplicada nas lesões até secar, podendo ser repetida semanalmente se necessário. Recomenda-se a utilização de até 0,5 mL em cada aplicação ou a limitação da área tratada a 10 cm^2 por sessão. A solução deverá ser retirada por lavagem em 1 a 4 horas depois da aplicação. É contraindicada na gravidez.

Ácido tricloroacético 70% a 90% em solução aquosa

O ácido tricloroacético é um agente cáustico que promove destruição dos condilomas pela coagulação química de seu conteúdo proteico, devendo ser aplicado em pequena quantidade somente nos condilomas e deixar secar até a lesão ficar branca. Se houver dor intensa, o ácido pode ser neutralizado com sabão ou bicarbonato de sódio ou talco. Repetir semanalmente se necessário.

Podofilotoxina 0,15% creme

Indicada para autoaplicação, a podofilotoxina tem o mecanismo de ação semelhante ao da podofilina. O efeito máximo é alcançado entre 3 e 5 dias após a aplicação. Deve ser usada 2 vezes ao dia por 3 dias, somente sobre as lesões. Se necessário, o ciclo poderá ser repetido por não mais do que 4 vezes, com intervalos de 4 dias de repouso. O volume do medicamento não deve ultrapassar 0,5 mL por dia. Também é contraindicada na gravidez.

Eletrocauterização

Utiliza-se um eletrocautério para remover ou fulgurar lesões isoladas. Exige equipamento específico e anestesia local. Não se aplica nas lesões vaginais, cervicais e anais, visto que o controle da profundidade do efeito é difícil, podendo gerar necrose tecidual extensa e a estenose em estruturas tubulares, como canal anal e vagina.

Criocauterização

Também conhecida como crioterapia, a criocauterização promove a destruição térmica por dispositivos metálicos resfriados por CO_2 e nitrogênio líquido (criocautérios), através de equipamento específico, e elimina as verrugas por induzir citólise térmica. É útil quando há poucas lesões ou nas lesões muito queratinizadas. Podem ser necessárias mais de uma sessão terapêutica, respeitando um intervalo de 1 a 2 semanas. Raramente necessita anestesia.

Vaporização a *laser*

Método que pode ser empregado em ambulatório com anestesia local e apresenta bons resultados em lesões vulvares queratinizadas e que muitas vezes não respondem adequadamente a agentes químicos. Também apresenta bom resultado no tratamento de lesões vaginais, pois possibilita a intervenção em áreas de difícil manejo por outros métodos, como, por exemplo, lesões em fórnices e nas pregas vaginais. Produz escassa perda sanguínea e bons resultados estéticos, principalmente na vulva e na vagina. A necessidade de treinamento especial do médico e o alto custo do equipamento limitam o seu uso.

Exérese cirúrgica

Método apropriado para o tratamento de poucas lesões quando é desejável realizar exame histopatológico do espécime. Os condilomas podem ser retirados por meio de uma incisão tangencial com tesoura delicada, bisturi ou cureta. Oferece mais benefícios aos pacientes que tenham grande número de lesões ou extensa área acometida ou, ainda, em casos resistentes a outras formas de tratamento.

Na presença de lesão vegetante no colo uterino, deve-se excluir a possibilidade de se tratar de uma neoplasia intraepitelial antes de iniciar o tratamento. Essas pacientes devem ser referidas a um serviço de colposcopia para diagnóstico diferencial e tratamento.

Cirurgia de alta frequência

Também conhecida como CAF, utiliza um bisturi elétrico de baixa voltagem e alta frequência de corrente, capaz de retirar partes de tecido sem causar queimaduras. É atualmente o melhor tratamento para as lesões pré-malignas do colo uterino, pois é de baixo custo e essa cirurgia pode ser feita sob anestesia local sem internação. Nesse procedimento, a área doente é retirada sem dor e sem consequências futuras, devendo ser procedido sob visão colposcópica e por colposcopista experiente.

Imunização profilática para HPV

No caso dos cânceres cuja etiologia é o papilomavírus humano, a prevenção da infecção é feita pelo uso de métodos de barreira e vacina. A imunização profilática para HPV é administrada em mulheres de 9 a 26 anos em três tipos de vacina: bivalente, quadrivalente e nonavalente. Após a injeção inicial, a segunda e a terceira doses são administradas no segundo e sexto meses, respectivamente.

Apesar de não haver ainda literatura científica que demonstre redução na mortalidade pelo câncer de colo uterino, as avaliações epidemiológicas iniciais têm demonstrado redução significativa da incidência de verrugas anogenitais, lesões precursoras do câncer (NIC II e III) e segurança no seu uso, devendo, portanto, ser encorajada como medida de promoção de saúde pública.

Bibliografia

Andersson K, Luostarinen T, Strand AS, Langseth H, Gislefoss RE et al. Prospective study of genital human papillomaviruses and nonmelanoma skin cancer. Int J Cancer. 2013; 133:1840-5.

Bernard HU, Calleja-Macias IE, Dunn ST. Genome variation of human papillomavirus types: Phylogenetic and medical implications. Int J Cancer. 2006; 118:1071-6.

Brianti P, De Flammineis E, Mercuri SR. Review of HPV-related diseases and cancers. New Microbiol, 40, 2, 80-85, 2017, ISN 1121-1138.

Cobos C, Figueroa JA, Mirandola L, Colombo M, Summers G et al. The role of human papilloma virus (HPV) infection in non-anogenital cancer and the promise of immunotherapy: a review. Int Ver Immunol. 2014; 33:383-401.

Dunne E.F., Park I.U. (2013). HPV and HPV-associated diseases. Infect Dis Clin North Am. 27, 765-78.

Faust H, Andersson K, Luostarinen T, Gislefoss RE, Dillner J. Cutaneous Human Papillomaviruses and Squamous Cell Carcinoma of the Skin: Nested Case-Control Study. Cancer Epidemiol Biomarkers Prev. 2016; 25:721-4.

Handler MZ, Handler NS, Majewski S, Schwartz RA. Humanpapillomavirus vaccine trials and tribulations: Clinical perspectives. J Am Acad Dermatol. 2015a;73:743-56; quiz 757-8.

Palefsky JM, Holly EA. Molecular virology and epidemiology of human papillomavirus and cervical cancer. Cancer Epidemiol Biomarkers Prev. 1995; 4:415.

Capítulo 20

Doença Inflamatória Pélvica

Selmo Geber
Marcos Sampaio
Rodrigo Hurtado

Introdução

A doença inflamatória pélvica (DIP), é um processo agudo decorrente da infecção das estruturas do trato genital superior e tecidos adjacentes, evolui ascendentemente a partir da vagina, podendo vir a acometer órgãos do andar superior do abdômen em 4% a 29% dos casos com a síndrome de Fitz-Hugh-Curtis, que é caracterizada pela formação de aderências periesplênicas e peripáticas que levam a paciente a sentir desconfortos difusamente no abdome.

Nos casos em que é provocada por microrganismos, como o bacilo da tuberculose, actinomicose e outros, o quadro pode ser mais insidioso.

Etiologia

A DIP possui agentes primários capazes de desencadear o processo (*Neisseria gonorrhoeae*, *Chlamydia trachomatis*, *Mycoplasma hominis*, *Mycoplasma genitalium* e *Ureaplasma urealyticum*) e os secundários que predispõem a infecção (*Gardnerella vaginalis, Haemophilus influenza* e bacilos gram-negativos).

A DIP está correlacionada às infecções sexualmente transmissíveis (IST), evoluindo a partir dessas em 1 para cada 8 a 10 casos de pacientes com cervicites por patógenos dessas infecções. Tem risco aumentado nas pacientes com grande número de parceiros sexuais, em uso de dispositivo intrauterino (DIU), como método anticoncepcional e com episódios prévios de DIP.

A intensidade dos sintomas varia conforme o agente infeccioso. A *Neisseria gonorrhoeae* está relacionada com sintomas mais exuberantes. Já a *Chlamydia trachomatis* ocasiona a formação de aderências e/ou obstrução tubária.

EPIDEMIOLOGIA

A maior incidência de DIP é em mulheres jovens na faixa etária entre 15 e 39 anos, e cerca de 70% das pacientes infectadas estão abaixo dos 25 anos.

Apesar de a taxa de mortalidade ser baixa, a morbidade é alta, levando 12,5% a 25% das pacientes à infertilidade por alteração tubária, além de aumento da incidência de gravidez ectópica em 6 a 10 vezes, e dor pélvica crônica e dispareunia em cerca de 18% das pacientes.

DIAGNÓSTICO

Parâmetros diagnósticos:

1. Parâmetro mínimo para suspeição:
   - Presença de desconforto ao exame pélvico com dor à mobilização do colo uterino ou anexos.

2. Outros achados:
   - Temperatura > 38,3 °C.
   - Corrimento vaginal de aspecto purulento ou mucopurulento.
   - Leucócitos aumentados no conteúdo vaginal.
   - Velocidade de hemossedimentação ou proteína C reativa aumentadas.
   - Leucocitose sem desvio à esquerda.
3. Achados eventuais específicos:
   - Avaliação histológica de amostra endometrial com sinais de endometrite.
   - Ressonância magnética ou tomografia computadorizada evidenciando espessamento tubário ou piossalpinge.
   - Padrões de circulação sanguínea com alterações sugestivas de infecção pélvica, analisadas através de ultrassonografia pélvica com Doppler.
   - Laparoscopia com observação direta da infecção.

Como diagnóstico diferencial de DIP tem-se abdômen agudo hemorrágico decorrente de gravidez ectópica, cisto ovariano roto, torção anexial e apendicite aguda. As mulheres que apresentem sintomas geniturinários ou dor abdominal baixa, corrimento vaginal excessivo, menorragia ou calafrios devem ser pesquisadas para DIP, apesar de que algumas podem estar totalmente assintomáticas.

Classificação

- **Estágio I:** salpingite aguda sem irritação peritoneal.
- **Estágio II:** salpingite com irritação peritoneal.

- **Estágio III:** salpingite aguda com abscesso tubo-ovariano ou oclusão tubária.
- **Estágio IV:** sinais de choque séptico ou abscesso tubo--ovariano roto.

TRATAMENTO

As condições listadas a seguir dão margem à necessidade de internação hospitalar:

- Grande comprometimento do estado geral.
- Náuseas e vômitos incoercíveis.
- Abscesso tubo-ovariano.
- Pacientes que não conseguem dar seguimento ao tratamento após 3 dias de seu início.
- Tratamento ambulatorial com resposta inadequada.
- Intolerância ao tratamento por via oral.
- Pacientes imunodeprimidas.

O tratamento é clínico, através de antibioticoterapia, e pode ser realizado tanto por via oral como por via parenteral. O tratamento ambulatorial de escolha é:

- *Azitromicina* 1 g VO, associado à *ceftriaxona* 250 mg, IM, dose única, ou *ciprofloxacina* 1 g, VO.
- *Doxicilina* 100 mg, VO, 12/12 horas, durante 14 dias, associado à *metronidazol* 500 mg, VO, 12/12 horas, durante 14 dias.

Após 48 a 72 horas de iniciado o tratamento é importante a reavaliação da paciente, já que os sinais e sintomas, como febre, dor à mobilização do colo uterino e desconforto no hipogástrio, devem desaparecer ou pelo menos causar melhora substancial. Além disso, deve-se tratar os parceiros dos últimos 60 dias para *C. trachomatis* e *N. gonorrhoeae* e fazer um acompanhamento da paciente a longo prazo no que diz respeito às sequelas da DIP (infertilidade, dor pélvica crônica e dispareunia).

Com relação ao abscesso tubo-ovariano, podemos dizer que 75% das mulheres respondem ao tratamento clínico instituído por via parenteral em regime hospitalar.

Indicações do tratamento cirúrgico:

- Falha do tratamento clínico.
- Presença de massa pélvica que persiste ou aumenta apesar do tratamento clínico.
- Suspeita de rotura de abscesso tubo-ovariano.
- Hemoperitônio.
- Abscesso de fundo de saco de Douglas.

Bibliografia

Bevan CD, Ridgway GL, Rothermel CD. Efficacy and safety of azithromycin as monotherapy or combined with metronidazole compared with two standard multidrug regimens for the treatment of acute pelvic inflammatory disease. J Int Med Res. 2003; 31(1):45-54.

Boothby M, Page J, Pryor R, Ross JD. A comparison of treatment outcomes for moxifloxacin versus ofloxacin/metronidazole for first-line treatment of uncomplicated non-gonococcal pelvic inflammatory disease. Int J STD AIDS. 2010; 21(3):195-7.

Centers for Disease Control and Prevention. Updated recommended treatment regimens for gonococcal infections and associated conditions – United States, April 2007. Pelvic inflammatory disease (PID).

De Backer E, Verhelst R, Verstraelen H et al. Quantitative determination by real-time PCR of four vaginal Lactobacillus species, Gardnerella vaginalis and Atopobium vaginae indicates an inverse relationship between L. gasseri and L. iners. BMC Microbiol. 2007; 7:115.

Heystek M, Ross JD. PID Study Group. A randomized double-blind comparison of moxifloxacin and doxycycline/metronidazole/ciprofloxacin in the treatment of acute, uncomplicated pelvic inflammatory disease. Int J STD AIDS. 2009; 20(10):690-5.

Judlin PG, Thiebaugeorges O. Physiopathologie, diagnostic et prise en charge des infections génitales hautes [Pelvic inflammatory diseases]. Gynecol Obstet Fertil. 2009; 37(2):172-82.

Kalra A, Palcu CT, Sobel JD, Akins RA. Bacterial Vaginosis: Culture and PCRbased Characterizations of a Complex Polymicrobial Disease's Pathobiology. Curr Infect Dis Rep. 2007;9(6):485-500.

Ness RB, Soper DE, Holley RL et al. Effectiveness of inpatient and outpatient treatment strategies for women with pelvic inflammatory disease: results from the Pelvic Inflammatory Disease Evaluation and Clinical Health (PEACH) Randomized Trial. Am J Obstet Gynecol. 2002; 186(5):929-37.

Ross J, Judlin P, Nilas L. European guideline for the management of pelvic inflammatory disease. Int J STD AIDS. 2007; 18(10):662-6.

Ross JD. What is endometritis and does it require treatment? Sex Transm Infect. 2004; 80(4):252-3.

Savaris RF, Teixeira LM, Torres TG, Edelweiss MI, Moncada J, Schachter J. Comparing ceftriaxone plus azithromycin or doxycycline for pelvic inflammatory disease: a randomized controlled trial. Obstet Gynecol. 2007; 110(1):53-60.

Srinivasan S, Fredricks DN. The human vaginal bacterial biota and bacterial vaginosis. Interdiscip Perspect Infect Dis. 2008; 2008:750479.

Tuffrey M, Woods C, Inman C, Ward M. The effect of a single oral dose of azithromycin on chlamydial infertility and oviduct ultrastructure in mice. J Antimicrob Chemother. 1994; 34(6):989-99.

Ward K, Theiler RN. Once-daily dosing of gentamicin in obstetrics and gynecology. Clin Obstet Gynecol. 2008; 51(3):498-506.

Capítulo 21

Infecção do Trato Urinário (ITU)

Selmo Geber
Marcos Sampaio
Rodrigo Hurtado

Introdução

A infecção bacteriana do trato urinário pode acometer os rins até a uretra, como bacteriúria assintomática, cistite aguda, cistite recorrente, ITU associada a cateteres (CAUTI), prostatite ou pielonefrite, e representa a forma mais comum de infecção bacteriana com incidência de 0,5 a 0,7 caso por pessoa ao ano.

Dentre os casos agudos, a cistite é a apresentação clínica mais comum, ocasionando quadros de disúria, algúria, urgência miccional, noctúria, dor suprapúbica e/ou hematúria macroscópica. Não existe associação com elevação de temperatura. A cistite tem correlação com a idade, sendo mais frequente entre as mulheres no menacme com vida sexual ativa, porém tem sua prevalência muito elevada na senectude quando a sintomatologia é silenciosa.

A síndrome uretral define os casos de mulheres com queixa de disúria e aumento da frequência urinaria em associação à cultura de urina negativa. Podem ser classificadas de acordo com a presença ou não de piúria. Quando presente, pode ser consequente a infecções atípicas, como clamídia e tuberculose, e nesses casos é fundamental o diagnóstico etiológico correto para orientar o tratamento. Se ausente, geralmente está relacionada a trauma, atividade sexual ou alergia.

Quando, além das queixas urinárias, há febre (> 37,8 °C), dor lombar (sinal de Giordano), prostração, náuseas e vômitos, o diagnóstico mais provável é o de pielonefrite aguda. O tratamento deve ser iniciado imediatamente.

Diagnóstico

Em geral, o diagnóstico se baseia na história clínica, mas deve sempre ser confirmado por exame de urocultura. A cultura não apenas define o diagnóstico (presença de > 10.000 UFC/mL de urina), como também orienta o tratamento por identificar o agente, sua sensibilidade ou resistência ao antimicrobiano.

Em casos de urgência no resultado, pode-se lançar mão de testes de rápida execução, como o teste do nitrito no exame de urina rotina (EAS) e o gram de gota de urina não centrifugada. Esses exames apresentam resultados em curto tempo, permitindo a realização de tratamento inicial para alívio precoce da dor até o resultado definitivo da cultura de urina.

Tratamento

Uma vez confirmado o diagnóstico, deve-se selecionar adequadamente a droga antibacteriana a partir do exame de cultura de urina.

Em pacientes com infecção grave (pielonefrite ou cistite complicada), a administração dos antibióticos deve ser feita por via parenteral, sendo mantida até 24 horas após o término da febre. Para os casos não graves, a administração deve ser feita por via oral, em um período de até 14 dias, de acordo com o antimicrobiano selecionado. Uma semana após o fim do tratamento deve-se realizar uma nova cultura de urina para confirmar a cura.

Em pacientes gestantes, a bacteriúria assintomática deve ser tratada como infecção, e a ocorrência de mais de dois episódios exige profilaxia contínua durante toda a gestação (nitrofurantoína 100 mg/dia ou cefalexina 500 mg/dia).

Esquema de tratamento com dose única para ITU não complicada recomendado somente para pacientes em primeiro episódio:

- **Amoxicilina** 3 g ou
- **Cefalexina** 3 g ou
- **Ciprofloxacina** 500 mg ou
- **Sulfametoxazol/trimetoprima** 320 + 1.600 mg

Esquema de tratamento de curta duração para ITU não complicada:

- **Nitrofurantoína** 100 mg 6/6 horas, 7 dias, ou
- **Cefalexina** 250 mg 8/8 horas, 7 dias, ou
- **Ciprofloxacina** 250 mg 12/12 horas, 3 a 7 dias, ou
- **Sulfametoxazol/trimetoprima** 160 + 800 mg 12/12 horas, 7 a 14 dias

Bibliografia

Abrutyn E, Mossey J, Berlin JA, Boscia J, Levison M, Pitsakis P et al. Does asymptomatic bacteriuria predict mortality and does antimicrobial treatment reduce mortality in elderly ambulatory women? Ann Intern Med. 1994; 120:827-33.

Fleming-Dutra KE, Hersh AL, Shapiro DJ, Bartoces M, Enns EA, File TM Jr. et al. Prevalence of inappropriate antibiotic prescriptions among US ambulatory care visits, 2010–2011. JAMA. 2016; 315:1864-73.

Gupta K, Hooton TM, Naber KG, Wullt B, Colgan R, Miller LG et al. Infectious Diseases Society of America. International clinical practice guidelines for the treatment of acute uncomplicated cystitis and pyelonephritis in women: a 2010 update by the Infectious Diseases Society of America and the European Society for Microbiology and Infectious Diseases. Clin Infect Dis. 2011; 52:e103-20.

Hooton TM, Bradley SF, Cardenas DD, Colgan R, Geerlings SE, Rice JC et al. Infectious Diseases Society of America. Diagnosis, prevention, and treatment of catheterassociated urinary tract infection in adults: 2009 International Clinical Practice Guidelines from the Infectious Diseases Society of America. Clin Infect Dis. 2010; 50:625-63.

Hooton TM, Scholes D, Hughes JP, Winter C, Roberts PL, Stapleton AE et al. A prospective study of risk factors for symptomatic urinary tract infection in young women. N Engl J Med. 1996; 335:468-74.

Hooton TM. Pathogenesis of urinary tract infections: an update. J Antimicrob Chemother. 2000; 46(Suppl 1):1-7.

Jepson RG, Williams G, Craig JC. Cranberries for preventing urinary tract infections. Cochrane Database Syst Rev. 2012; 10:CD001321.

Kazemier BM, Koningstein FN, Schneeberger C, Ott A, Bossuyt PM, de Miranda E et al. Maternal and neonatal consequences of treated and untreated asymptomatic bacteriuria in pregnancy: a prospective cohort study with an embedded randomised controlled trial. Lancet Infect Dis. 2015; 15:1324-33.

Linsenmeyer K, Strymish J, Gupta K. Two simple rules for improving the accuracy of empiric treatment of multidrugresistant urinary tract infections. Antimicrob Agents Chemother. 2015; 59:7593-6.

Nicolle LE, Bradley S, Colgan R, Rice JC, Schaeffer A, Hooton TM. Infectious Diseases Society of America. Infectious Diseases Society of America guidelines for the diagnosis and treatment of asymptomatic bacteriuria in adults. Clin Infect Dis. 2005; 40:643-54.

Price TK, Dune T, Hilt EE, Thomas-White KJ, Kliethermes S, Brincat C et al. The clinical urine culture: enhanced techniques improve detection of clinically relevant microorganisms. J Clin Microbiol. 2016; 54:1216-22.

Saint S, Scholes D, Fihn SD, Farrell RG, Stamm WE. The effectiveness of a clinical practice guideline for the management of presumed uncomplicated urinary tract infection in women. Am J Med. 1999; 106:636-41.

Schaeffer AJ, Nicolle LE. Urinary tract infections in older men [Letter]. N Engl J Med. 2016; 374:2192.

Scholes D, Hooton TM, Roberts PL, Stapleton AE, Gupta K, Stamm WE. Risk factors for recurrent urinary tract infection in young women. J Infect Dis. 2000; 182:1177-82.

Smaill FM, Vazquez JC. Antibiotics for asymptomatic bacteriuria in pregnancy. Cochrane Database Syst Rev. 2015: CD000490.

Walker E, Lyman A, Gupta K, Mahoney MV, Snyder GM, Hirsch EB. Clinical management of an increasing threat: outpatient urinary tract infections due to multidrug-resistant uropathogens. Clin Infect Dis. 2016; 63:960-5.

Wing DA, Fassett MJ, Getahun D. Acute pyelonephritis in pregnancy: an 18-year retrospective analysis. Am J Obstet Gynecol. 2014; 210:219.e1-6.

Yokoe DS, Anderson DJ, Berenholtz SM, Calfee DP, Dubberke ER, Ellingson KD et al. Society for Healthcare Epidemiology of America (SHEA). A compendium of strategies to prevent healthcare-associated infections in acute care hospitals: 2014 updates. Infect Control Hosp Epidemiol. 2014; 35:967-77.

Capítulo 22

Incontinência Urinária

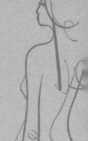

Selmo Geber
Marcos Sampaio
Rodrigo Hurtado

INTRODUÇÃO

Definida como perda involuntária de urina, alguns autores só consideram incontinência se houver queixa por parte do paciente, o que é um grande problema diagnóstico, já que nem todo paciente se sente à vontade para relatar perda urinária, além de ser um problema que acomete com muita frequência nos idosos, que nem sempre estão lúcidos, e aproximadamente 30% das mulheres acima de 55 anos, trazendo consequências importantes para o paciente, como úlceras de decúbito, infecção urinária recorrente podendo ocasionar a *sepsis*, além de problemas psicológicos, como baixa de autoestima, isolamento social e/ou sexual e depressão.

FISIOPATOLOGIA

A incontinência urinária pode ser ocasionada por alguns mecanismos distintos, como:

- Incompetência de fechamento do esfíncter uretral.

- Enfraquecimento da musculatura do assoalho pélvico com hipermobilidade do colo vesical/uretral.
- Obstrução uretral com incompetência do músculo detrusor.
- Instabilidade do detrusor (contrações involuntárias não inibidas).

Classificação

- **Urgeincontinência:** incapacidade de reter a urina até o local adequado para micção após a sensação de desejo miccional. É a forma que mais acomete idosos e é muito frequentemente acompanhada de noctúria e dificuldade de locomoção pelo paciente.
- **Incontinência genuína de esforço:** perda de urina em situações de elevação da pressão intra-abdominal, como tosse, risos, espirros, esforço físico de agachamento ou elevação de membros. Está relacionada ao parto vaginal como sequela e também à atrofia genital pós-menopausa.
- **Transbordamento:** perda urinária por excesso ao volume máximo de capacidade da bexiga. Isso pode ocorrer por dissinergia entre a musculatura do detrusor e o esfíncter uretral em razão da obstrução uretral ou por perda da propriocepção vesical. Acomete mais homens do que mulheres e tem relação a quadros neurológicos como a bexiga neurogênica.
- **Incontinência funcional:** perda cognitiva ou debilidade física que impedem o paciente de alcançar o banheiro. As vias neuronais estão funcionantes, e o paciente tem consciência da plenitude vesical e do desejo miccional, mas, por exemplo, não se lembra onde fica o banheiro ou não

consegue se locomover até lá. É a forma mais frequente em pacientes com demência e restrições de locomoção.

DIAGNÓSTICO

O estudo urodinâmico é a ferramenta fundamental para a diferenciação entre os tipos de incontinência e o estadiamento. Os tratamentos disponíveis variam segundo a etiopatologia e a gravidade do quadro *versus* a condição clínica geral do paciente e o nível de incômodo.

A principal vantagem desse teste é a distinção entre a urge-incontinência, a incontinência genuína de esforço causada por incompetência do esfíncter uretral e a causada por hipermobilidade vesical.

As avaliações neurológica e mental costumam ser necessárias em pacientes com sinais de acometimento motor, confusão mental ou quadros uretrais obstrutivos.

TRATAMENTO

- Os exercícios fisioterápicos de Kegel são indicados como adjuvantes aos demais tipos de intervenção, assim como orientações sobre micção frequente e programada.
- As mudanças da rotina de ingestão fluida ajudam a minimizar problemas como noctúria e necessidade do uso de fraldas.
- A reposição estrogênica tópica melhora significativamente a atrofia de mucosa uretral e vaginal, melhorando, portanto, as perdas mínimas por diminuição do tônus.

- As drogas anticolinérgicas, como a oxibutinina e os α–agonistas e os inibitores da 5-α-redutase, podem ser usadas nos casos de instabilidade do detrusor e da dissinergia. Quando o caso é muito grave e acomete pacientes jovens, a cirurgia de miotomia do detrusor pode trazer benefícios.

- Para os casos de incompetência do esfíncter uretral têm sido usadas, com muito sucesso a injeção de compostos químicos cimentificantes na submucosa uretral ou mesmo a inserção de esfíncteres artificiais, ambos por via cistoscópica.

- Se a causa é a hipermobilidade vesical, as cirurgias de sustentação do colo vesical têm altos índices de cura e baixa recidiva, especialmente o *sling* transobturatório. Se a paciente apresenta contraindicação à abordagem cirúrgica pelo quadro clínico geral comprometido ou risco cirúrgico muito elevado, os pessários são uma opção.

Bibliografia

Abrams P, Kelleher CJ, Kerr LA, Rogers RG. Overactive bladder significantly affects quality of life. Am J Manag Care. 2000; 6(11)(suppl):S580-S590.

Abrams PCL, Cardozo L, Khoury AE, Wein A. Incontinence: 5th International Consultation on Incontinence. Paris, France; 2013. http://www.worldcat.org/title/incontinence-5th-international-consultation-on-incontinence-paris-february-2012/oclc/859227786.

Brown JS, Bradley CS, Subak LL et al. Diagnostic Aspects of Incontinence Study (DAISY) Research Group. The sensitivity and specificity of a simple test to distinguish between urge and stress urinary incontinence. Ann Intern Med. 2006; 144(10):715-23.

Forde JC, Chughtai B, Cea M, Stone BV, Te A, Bishop TF. Trends in ambulatory management of urinary incontinence in women in the United States. Female Pelvic Med Reconstr Surg. 2017; 23(4):250-5.

Gormley EA, Lightner DJ, Faraday M, Vasavada SP; American Urological Association; Society of Urodynamics, Female Pelvic Medicine. Diagnosis and treatment of overactive bladder (non-neurogenic) in adults: AUA/SUFU guideline amendment. J Urol. 2015; 193(5): 1572-80.

Handa VL, Blomquist JL, Knoepp LR, Hoskey KA, McDermott KC, Muñoz A. Pelvic floor disorders 5-10 years after vaginal or cesarean childbirth. Obstet Gynecol. 2011; 118(4):777-84.

Handa VL, Harvey L, Fox HE, Kjerulff KH. Parity and route of delivery: does cesarean delivery reduce bladder symptoms later in life? Am J Obstet Gynecol. 2004; 191(2):463-9.

Harvey MA, Versi E. Predictive value of clinical evaluation of stress urinary incontinence: a summary of the published literature. Int Urogynecol J Pelvic Floor Dysfunct. 2001;12(1):31-37.

Kobashi KC, Albo ME, Dmochowski RR et al. Surgical treatment of female stress urinary incontinence AUA/SUFU Guideline. J Urol. 2017; 198(4):875-83.

Lawrence JM, Lukacz ES, Liu IL, Nager CW, Luber KM. Pelvic floor disorders, diabetes, and obesity in women: findings from the Kaiser Permanente Continence Associated Risk Epidemiology Study. Diabetes Care. 2007; 30(10):2536-41.

Lukacz ES, Lawrence JM, Contreras R, Nager CW, Luber KM. Parity, mode of delivery, and pelvic floor disorders. Obstet Gynecol. 2006; 107(6):1253-60.

Minassian VA, Stewart WF, Wood GC. Urinary incontinence in women: variation in prevalence estimates and risk factors. Obstet Gynecol. 2008; 111(2 pt 1):324-31.

Nager CW, Brubaker L, Litman HJ et al. Urinary Incontinence Treatment Network. A randomized trial of urodynamic testing before stress-incontinence surgery. N Engl J Med. 2012; 366(21):1987-97.

Ng SF, Lok MK, Pang SM, Wun YT. Stress urinary incontinence in younger women in primary care: prevalence and opportunistic intervention. J Womens Health (Larchmt). 2014; 23(1):65-8.

Nygaard I, Barber MD, Burgio KL et al. Pelvic Floor Disorders Network. Prevalence of symptomatic pelvic floor disorders in US women. JAMA. 2008; 300(11):1311-6.

Offermans MP, Du Moulin MF, Hamers JP, Dassen T, Halfens RJ. Prevalence of urinary incontinence and associated risk factors in nursing home residents: a systematic review. Neurourol Urodyn. 2009; 28(4):288-94.

Qaseem A, Dallas P, Forciea MA, Starkey M, Denberg TD, Shekelle P. Clinical Guidelines Committee of the American College of Physicians. Nonsurgical management of urinary incontinence in women: a clinical practice guideline from the American College of Physicians. Ann Intern Med. 2014;161(6):429-40.

Tennstedt SL, Link CL, Steers WD, McKinlay JB. Prevalence of and risk factors for urine leakage in a racially and ethnically diverse population of adults: the Boston Area Community Health (BACH) Survey. Am J Epidemiol. 2008; 167(4):390-9.

Thom D. Variation in estimates of urinary incontinence prevalence in the community: effects of differences in definition, population characteristics, and study type.J Am Geriatr Soc. 1998; 46(4):473-80.

Urinary incontinence in women. Female Pelvic Med Reconstr Surg. 2015; 21(6):304-14.

Capítulo 23

Climatério

Selmo Geber
Marcos Sampaio
Rodrigo Hurtado

Introdução

O climatério é uma fase transicional da evolução biológica da mulher em que ocorre a perda da capacidade reprodutora em razão do esgotamento folicular. O marco principal do climatério é a menopausa, que constitui a última menstruação. A idade média para a menopausa é de 49 anos, e para ser estabelecido esse diagnóstico é necessário aguardar 1 ano de amenorreia.

A queda dos níveis de estrogênio na menopausa apresenta múltiplas consequências que interferem diretamente com a qualidade de vida da mulher, tornando-a mais vulnerável a doenças, como osteoporose e problemas cardiovasculares. No climatério ocorrem modificações fisiológicas em todo o organismo, abrangendo o eixo neuroendócrino reprodutor, pele e anexos, aparelho cardiovascular e geniturinário, ossos e estado geral (visão, dentes, mamas e alterações metabólicas com maior tendência à fadiga e obesidade). Modificações psíquicas e da sexualidade também podem estar presentes nessa faixa etária. Assim, esse período de vida da mulher necessita de atenção para que possamos diminuir os sintomas indesejados e promover uma melhor qualidade de vida.

As principais manifestações clínicas do climatério são:

1. *Manifestações neurogênicas:* fogachos são os sintomas mais comuns. Os episódios podem durar semanas ou continuar por anos, podendo acompanhar-se de sudorese, palpitações ou episódios de taquicardia paroxística.
2. *Manifestações psicogênicas:* o desejo e a aptidão sexual continuam após o climatério. A emoção e a participação ocorrem com o prazer dos anos anteriores, às vezes com maior intensidade e satisfação. Porém, muitas vezes, a mulher se depara com sentimento de frustração de sonhos perdidos, medo da velhice e sensação de inutilidade.
3. *Manifestações metabólicas:*
   - *Doença coronariana:* como os estrogênios são responsáveis pela proteção da mulher antes da menopausa, com a sua ausência o risco se aproxima ao observado em homens.
   - *Osteoporose:* representa uma das mais frequentes e resulta da diminuição de sensibilidade óssea ao paratormônio sem alteração dos níveis circulantes desse hormônio. A redução da densidade mineral óssea aos níveis críticos predispõe maior incidência de fraturas, acarretando mudanças na conformação esquelética axial, diminuição da capacidade respiratória, protrusão do abdômen e, como consequência, pressão sobre a bexiga e o diafragma pélvico. Outras fraturas comuns são do terço distal do rádio (fratura de Colles), da bacia e do colo de fêmur (20% de mortalidade).

4. *Manifestações epidérmicas:* a pele se mostra mais fina e friável, favorecendo o enrugamento. Os pelos diminuem em número e embranquecem.
5. *Manifestações mamárias:* o aspecto das mamas se torna atrófico com flacidez e diminuição do volume.
6. *Manifestações genitais:* ocorrem uma diminuição da elasticidade e o turgor da pele e da mucosa com atrofia dos órgãos. Associam-se ainda à diminuição da lubrificação que determina a dispareunia e o prurido vulvar.
7. *Manifestações cerebrais:* estão diminuídos o número de neurônios, receptores e neurotransmissores, ocasionando a piora da função cognitiva.
8. *Manifestações vasculares*: falha dos mecanismos de regulação de vasodilatação endotélio-dependente (responsável pelos fogachos) e manifestações do sistema nervoso central (enxaqueca, alterações visuais).

TERAPIA HORMONAL

O objetivo principal da terapia hormonal (TH) é melhorar o estado físico e psicológico das mulheres que apresentam distúrbios climatéricos, permitindo a melhoria de sua qualidade de vida. Todas as mulheres climatéricas devem estar consideradas aptas para receber TH, e a decisão para tratamento ou não deve ser individualizada. Além do conhecimento do padrão endócrino da paciente climatérica, devemos submetê-la a exame físico completo (ginecológico) e exames complementares, antes de planejarmos a TH. Os exames complementares devem ser orientados clinicamente, não havendo necessidade das dosagens de gonadotrofinas e esteroides sexuais, reservados para algumas situações em que haja dúvidas diagnósticas, como na falência ovariana precoce.

A TH representa o melhor tratamento disponível para o climatério, pois repõe os hormônios produzidos pelos ovários. Assim, reverte os sintomas neurovegetativos, melhora o trofismo genital e a atrofia geniturinária, atua na prevenção e tratamento da osteoporose, possibilita a menor incidência de câncer colorretal e tem influência positiva sobre a visão. Os esquemas terapêuticos visam estabelecer um perfil hormonal semelhante ao do menacme, utilizando-se os estrogênios, os progestagênios e os androgênios em diferentes doses e vias de administração.

Os estrogênios mais utilizados são os estrógenos conjugados. A dose varia de 0,625 mg a 1,25 mg diário, administrada via oral. Quando o estrogênio é administrado via oral, ele passa após sua absorção pelo fígado antes de atingir a circulação sistêmica, o que é conhecido como "primeira passagem hepática", acarretando maiores concentrações desse hormônio em nível hepático e alterações mais favoráveis do perfil lipídico e lipoproteico, ou seja, é mais cardioprotetor. No entanto, essa primeira passagem hepática implica a necessidade de administração de doses maiores, pois boa parte será metabolizada pelo fígado antes de atingir a circulação sistêmica. Por via oral podem ser utilizados também, o estradiol micronizado e o valerato de estradiol nas doses de 1 mg a 2 mg diários.

Os implantes subcutâneos (17β-estradiol) propiciam liberação constante e adequada de estradiol, podendo ser empregados em TH. Como desvantagens há a necessidade de pequeno procedimento cirúrgico para sua implantação sob a pele, as dificuldades em relação à interrupção do tratamento e a imprevisibilidade da liberação constante de estradiol com o tempo.

O estradiol percutâneo, na forma de gel, deve ser aplicado na pele do abdômen em doses de 1,5 mg a 3,0 mg ao dia, e tem a vantagem de evitar a primeira passagem hepática e resultar em uma relação estradiol/estrona maior que 1, semelhante à observada em mulheres no menacme. Algumas mulheres referem incômodo, pois o gel precisa ser espalhado em larga área da pele e aguardar que esteja seco antes que as atividades normais possam ser iniciadas.

Os dispositivos transdérmicos (adesivos) contêm 17-beta-estradiol em seu reservatório, sendo liberados para a absorção pela pele através da membrana controladora da difusão. A quantidade de estradiol absorvido pela pele depende da área de absorção, pois a pele absorve sempre a mesma quantidade desse hormônio por cm^2. Assim, para que se dobre a quantidade de hormônio absorvido, há a necessidade de se dobrar a área do adesivo. Existem também adesivos transdérmicos matriciais, que apresentam o estradiol misturado ao adesivo, ou seja, não apresentam reservatório. Os matriciais propiciam menos efeitos colaterais no local da aplicação, como prurido e vermelhidão, por exemplo. As vantagens dos transdérmicos são a liberação constante de hormônios e os níveis predominantes de estradiol no plasma em relação aos de estrona. Os sistemas transdérmicos atualmente disponíveis apresentam 5, 10 e 20 cm^2 de superfície, liberando, respectivamente, 25, 50 e 100 µg de estradiol por dia, e são aplicados no abdome inferior ou nádegas, sendo trocados duas vezes por semana, no caso daqueles com reservatório, enquanto os matriciais podem ser trocados a cada 4 dias e alguns até a cada 7 dias.

Em caso de pacientes hipertensas, o benefício com a via transdérmica normalmente é maior do que com a via oral, pois com essa última pode haver discreta elevação de níveis pressóricos pela primeira passagem hepática por induções enzimáticas. Deve-se reiterar que essas pequenas alterações pressóricas só podem ser consideradas em pacientes previamente hipertensas. Em termos da bioequivalência dos estrogênios rotineiramente usados para TH, vale dizer que, em relação à supressão de gonadotrofinas, os adesivos que liberam 50 µg por dia equivalem a 0,625 mg de estrogênios conjugados ou 2 mg de estradiol micronizado por dia.

Os progestagênios protegem contra o desenvolvimento da hiperplasia e do câncer endometriais. Existe alguma evidência de que os progestagênios exercem efeito negativo no humor, podendo desencadear ou acentuar quadros depressivos. Entre os progestagênios de uso contínuo, o mais usado é o acetato de medroxiprogesterona na dose de 10 mg ao dia.

A tibolona (noretinodrel) apresenta ação estrogênica, progestagênica e androgênica. É administrada de modo contínuo, na dose de 1,25 mg/dia a 2,5 mg/dia e, em geral, promove amenorreia, ocasionando a atrofia endometrial. Tem papel relevante no tratamento de perda de libido. Conseguem-se bom alívio da sintomatologia e conservação da massa óssea. Os níveis plasmáticos de colesterol total e LDL-C permanecem geralmente sem alterações no curso do tratamento, enquanto os níveis plasmáticos de HDL-C, a despeito de apresentarem discreta queda no início, tendem à normalidade com a continuidade do tratamento. Atua, também, como proteção contra a perda de massa óssea.

Os hormônios podem ser usados isoladamente ou combinados, cíclicos ou contínuos, sempre tentando particularizar cada situação no sentido de oferecer à paciente um esquema posológico adequado às suas necessidades e anseios:

- *Estrogênio isolado contínuo*: está indicado para as pacientes histerectomizadas, produzindo os melhores efeitos do ponto de vista de prevenção de doença cardiovascular, e promove aumento de densidade óssea. Nas pacientes com útero há aumento dos sangramentos irregulares e risco aumentado para câncer de endométrio.

- *Estrogênio isolado cíclico:* deve ser reservado às pacientes que apresentam efeitos colaterais intensos com o uso de progestagênios. Sabe-se que a estimulação endometrial depende da dose e do tempo de ação dos estrogênios, e a pausa na sua administração pode ocasionar a regressão da proliferação endometrial. Alguns autores afirmam que uma pausa de 7 dias, após 21 dias de estrogenoterapia, seria o suficiente para eliminar o aspecto proliferativo do endométrio. As pacientes nesse esquema devem ser monitorizadas rigorosamente com ultrassonografia semestral e biópsia de endométrio anual.

- *Estrogênio contínuo ou cíclico + progestagênio cíclico:* esse esquema deve ser utilizado em pacientes na perimenopausa ou na pós-menopausa recente (menos de 5 anos) com sintomas de deficiência estrogênica (sintomas vasomotores). Pode-se usar o componente estrogênico de forma contínua ou cíclica e podem ocorrer sangramentos regulares em 60% a 80% das pacientes. Cerca de 20% a 40% podem sangrar eventualmente ou mesmo permanecer em amenorreia. O uso do estrogênio nos dias 1 a 25 do mês associado ao acetato de medroxiprogesterona ou nomegestrol ou diacetato de noretindrona, na dosagem de 5 mg nos dias 13 a 25 do mês, leva a índices de amenorréia mais elevados. O componente progestínico deve ser administrado por, no mínimo, 12 dias para propiciar proteção endometrial efetiva, devendo o acompanhamento ser feito através da avaliação clínica do sangramento, ultrassonografia endovaginal anual, e histeroscopia quando necessário.

Há esquemas em que se tenta diminuir o uso dos progestagênios, sobretudo nas pacientes que apresentam efeitos colaterais intensos (sintomas análogos à síndrome pré-menstrual, ganho de peso, depressão, sangramento), utilizando-os em intervalos maiores, isto é, a cada 2 ou 3 meses por período de 14 dias em doses maiores, e bons resultados têm sido obtidos no que diz respeito aos achados de hiperplasia endometrial.

4. *Estrogênio + progestagênio combinado contínuo:* é o esquema adequado para as pacientes na pós-menopausa tardia ou que não querem apresentar sangramentos periódicos. O sangramento é um dos principais motivos de abandono do tratamento ou da baixa adesão. A amenorreia é obtida em 60% dos casos nos primeiros 3 a 6 meses e 95% das pacientes se encontram em amenorreia após 12 meses de tratamento.

5. *Progestagênio cíclico:* é recomendado em geral na perimenopausa, quando os sintomas são de deficiência progestínica caracterizada por alterações menstruais. A sua administração na segunda fase do ciclo regulariza os ciclos, previne a hiperplasia endometrial e tem atuação discreta nos sintomas vasomotores.

Bibliografia

Avis NE, Brambilla D, McKinlay SM et al. A longitudinal analysis of the association between menopause and depression. Results from the Massachusetts Women's Health Study. Ann Epidemiol. 1994; 4:214.

Barnabei VM, Cochrane BB, Aragaki AK et al. Menopausal symptoms and treatment-related effects of estrogen and progestin in the Women's Health Initiative. Obstet Gynecol. 2005; 105:1063.

Bergendal A, Kieler H, Sundström A et al. Risk of venous thromboembolism associated with local and systemic use of hormone therapy in peri- and postmenopausal women and in relation to type and route of administration. Menopause. 2016; 23(6):593-9.

Broekmans FJ, Soules MR, Fauser BC. Ovarian aging: mechanisms and clinical consequences. Endocr Rev. 2009; 30:465-93.

Dennerstein L, Dudley EC, Hopper JL et al. A prospective population-based study of menopausal symptoms. Obstet Gynecol. 2000; 96:351.

Freedman RR, Roehrs TA. Sleep disturbance in menopause. Menopause. 2007; 14:826.

Freeman EW, Sammel MD, Lin H et al. Associations of hormones and menopausal status with depressed mood in women with no history of depression. Arch Gen Psychiatry. 2006; 63:375.

Grady D, Cummings SR. Postmenopausal hormone therapy for prevention of fractures: how good is the evidence? JAMA. 2001; 285(22):2909-10.

Harlow SD, Gass M, Hall JE et al. Executive Summary of the States of Reproductive Aging Workshop 110: addressing the unfinished agenda of staging reproductive aging. Menopause 2012; 19(4):387-95.

Hehenkamp WJ, Volkers NA, Broekmans FJ et al. Loss of ovarian reserve after uterine artery embolization: a randomized comparison with hysterectomy. Hum Reprod 2007; 22:1996-2005.

Hurtado R, Celani M, Geber S. Effect of short-term estrogen therapy on endothelial function: a double-blinded, randomized, controlled trial. Climacteric (Carnforth). 2016; 1:1-4.

Kawas C, Resnick S, Morrison A et al. A prospective study of estrogen replacement therapy and the risk of developing Alzheimer's disease: the Baltimore Longitudinal Study of Aging. Neurology. 1997; 6:1517-21.

Labrie F, Archer DF, Koltun W et al. Efficacy of intravaginal dehydroepiandrosterone (DHEA) on moderate to severe dyspareunia and vaginal dryness, symptoms of vulvovaginal atrophy, and of the genitourinary syndrome of menopause. Menopause 2016;23(3):243–56.

LaCroix AZ, Chlebowski RT, Manson JE et al. Health outcomes after stopping conjugated equine estrogens among postmenopausal women with prior hysterectomy: a randomized controlled trial. JAMA. 2011; 305(13):1305-14.

Qu X, Cheng Z, Yang W et al. Controlled clinical trial assessing the effect of laparoscopic uterine arterial occlusion on ovarian reserve. J Minim Invasive Gynecol 2010;17:47–52.

Randolph JF, Sowers M, Bondarenko I et al. The relationship of longitudinal change in reproductive hormones and vasomotor symptoms during the menopausal transition. J Clin Endocrinol Metab. 2005; 90:6106. The Menopausal Transition 295.

Resnick SM, Metter EJ, Zonderman AB. Estrogen replacement therapy and longitudinal decline in visual memory. A possible protective effect? Neurology. 1997; 49(6):1491-7.

Sherwin BB. Estrogen effects on cognition in menopausal women. Neurology. 1997; 48:S21-6.

Shifren JL, Gass ML. The North American Menopause Society recommendations for clinical care of midlife women. Menopause. 2014; 21(10):1-25.

Smith KE, Judd HL. Menopause and postmenopause. In: De Cherney AH, Pernoll ML (eds). Current obstetric and gynecologic diagnosis and treatment. 8th edition. New York: Lange Medical Books; 1994; 1030-50.

Sowers MF, Crawford S, Sternfeld B et al. SWAN: a multi-center, multi-ethnic, community based cohort study of women and the menopause. In: Lobo R, Marcus R (eds.). Menopause: Biology and Pathobiology. San Diego (CA): Academic Press. 2000; 175-688.

Su HI, Sammel MD, Green J et al. Antimullerian hormone and inhibin B are hormone measures of ovarian function in late reproductive-aged breast cancer survivors. Cancer. 2010; 116:592-9.

Suckling JA, Kennedy R, Lethaby A et al. Local oestrogen for vaginal atrophy in postmenopausal women. Cochrane Database Syst Rev. 2006; (4):CD001500.

Sukumvanich P, Case LD, Van Zee K et al. Incidence and time course of bleeding after long-term amenorrhea after breast cancer treatment: a prospective study. Cancer. 2010; 116:3102-11.

Tang MX, Jacobs D, Stern Y et al. Effect of estrogen during menopause on risk and age at onset of Alzheimer's disease. Lancet. 1996; 9025: 429-32.

The Use of Vaginal Estrogen in Women With a History of Estrogen-Dependent Breast Cancer. Committee Opinion nº 659, American College of Obstetricians and Gynecologists. March. 2016.

Thurston RC, Chang Y, Barinas-Mitchell E et al. Menopausal hot flashes and carotid intima media thickness among midlife women. Stroke. 2016; 47(12):2910-5.

Thurston RC, Joffe H. Vasomotor symptoms and menopause: findings-fromthe Study of Women's Health Across the Nation. Obstet Gynecol Clin North Am. 2011; 38:489.

Welt CK, Pagan YL, Smith PC et al. Control of follicle-stimulating hormone by estradiol and the inhibins: critical role of estradiol at the hypothalamus during the luteal-follicular transition. J Clin Endocrinol Metab. 2003; 88:1766-71.

Williams JK, Hall J, Anthony MS et al. A comparison of tibolone and hormone replacement therapy on coronary artery and myocardial function in ovariectomized atherosclerotic monkeys. Menopause. 2002; 9(1): 41-51.

Capítulo 24

Neoplasias Malignas da Vulva e da Vagina

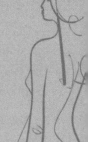

Selmo Geber
Marcos Sampaio
Rodrigo Hurtado

NEOPLASIAS MALIGNAS DA VULVA

O câncer de vulva é raro com incidência de 1% a 5% das neoplasias malignas da genitália feminina. Pode ser desencadeado a partir da desordem epitelial não neoplásica, como inflamação crônica ou líquen, apresentando como lesão precursora a neoplasia intraepitelial vulvar (NIV) diferenciada ou secundária à infecção pelo papilomavírus humano (HPV).

Diagnóstico

Não há como diferenciar os tipos de neoplasia usando apenas a ectoscopia. Portanto, o estudo anatomopatológico (biópsia) deve ser realizado em qualquer lesão vulvar suspeita, como: lesões confluentes, massas verrucosas, úlceras persistentes, áreas pruriginosas, alterações de cor, relevo e superfície. A biópsia deve ser dirigida com colposcópio utilizando ácido acético a 5%. Nas lesões invasoras, o prurido vulvar costuma ser o principal sintoma, associado a nódulo inguinal e sangramento nos casos com doença em estádios avançados. O local mais acometido é a área dos grandes lábios (50%), seguida pelos pequenos lábios (15% a 20%), clitóris e as glândulas de Bartholin.

Neoplasia intraepitelial vulvar

Ao contrário das lesões intraepiteliais cervicais e vaginais, a NIV pode não apresentar relação direta com a infecção pelo HPV. Geralmente é descrita como uma lesão de tamanho variável que pode se estender ao períneo e área perianal, podendo ser uni ou multifocal, de aspecto hiperqueratótico esbranquiçado ou maculoeritematoso com superfície aveludada ou pápulas enegrecidas e pardas. Aproximadamente 90% dos tumores intraepiteliais de vulva são do tipo carcinoma de células escamosas (típicas ou HPV relacionadas). Menos comum são o adenocarcinoma por doença de Paget, carcinoma de glândulas de Bartholin, carcinoma de células basais, melanoma, sarcoma e câncer metastático proveniente de outros sítios.

Carcinoma de células escamosas

O carcinoma de células escamosas é o câncer de vulva mais comum e, em 65% dos casos, o tumor acomete lábios maiores e menores, enquanto 25% envolvem clitóris ou períneo. Pode estar associado a líquen escleroso, hiperplasia escamosa ou NIV. Para o diagnóstico é necessária biópsia (anatomopatológico). Na suspeita de invasão vesical ou retal, são indicados cistoscopia e/ou retossigmoidoscopia, também com biópsia. A realização de tomografia pélvica computadorizada, de ressonância magnética e de urografia excretora pode ser usada para avaliar a possibilidade da metástase ou para planejamento cirúrgico.

O estadiamento pode ser clínico (Federação Internacional de Ginecologia e Obstetrícia – FIGO), avaliando o tamanho do tumor, invasão das estruturas perineais, comprometimento linfonodal e metástases a distância (TNM) ou cirúrgico, incorporando o *status* anatomopatológico dos linfonodos inguinais.

As metástases podem ocorrer por extensão direta envolvendo estruturas adjacentes, como vagina, uretra e ânus, ou por embolização linfática em direção à região inguinal e femoral. Mais raramente, por via hematogênica levando a órgãos distantes, como pulmões, fígado e ossos.

Doença de Paget

A doença de Paget da vulva é muito rara e acomete mulheres na sétima década de vida. É localizada em um dos lábios maiores ou envolve o tecido vulvar adjacente por completo, podendo-se estender à vagina, região perirretal, nádegas e região inguinal. É geralmente superficial, hiperêmica e demarcada por focos de escoriação e regiões endurecidas. A pele pode ser espessa, levando à impressão de leucoplasia.

O tratamento é a excisão local ampla observando-se as margens livres. Um acompanhamento clínico é importante, pois pode haver recorrência anos depois da lesão primária.

Carcinoma de glândulas de Bartholin

Neoplasia rara, mais comum em mulheres no climatério, podendo afetar tanto o epitélio ductal, quanto o glandular, e por isso há grande variedade histológica que inclui: adenocarcinomas, carcinoma de células escamosas, de células transicionais, o adenoescamoso e o adenocístico.

O tratamento é a excisão local ampla observando-se as margens livres.

Carcinoma basocelular

Apresenta-se como uma pequena úlcera arredondada, com bordas elevadas, com diâmetro < 2 cm, estando situadas na região anterior dos grandes lábios. Em geral, afeta mulheres brancas no climatério e costuma ser localmente agressivo. Cerca de 3% a 5% delas apresentam componente maligno escamoso, o que torna a neoplasia mais agressiva. O tratamento é a excisão local radical.

Melanoma

Apesar de raro, é o segundo tipo mais frequente de câncer de vulva. Ocorre predominantemente em mulheres brancas na pós-menopausa e costuma acometer os pequenos lábios ou clitóris. Na maioria das vezes é assintomático, podendo haver queimação e prurido. É uma lesão com alto poder de metastatização, principalmente linfática. Assim, toda lesão pigmentada na vulva deve ser excisada e biopsiada. A maioria dos nevos em região vulvar é do tipo juncional e pode ser precursora do melanoma.

Diferentemente do carcinoma de células escamosas, o melanoma é estadiado de acordo com o grau de invasão tecidual. O prognóstico é bastante reservado, com taxa de sobrevida em 5 anos de 25% a 50%. Em virtude das elevadas taxas de recorrência, a sobrevida de 5 anos não implica cura.

SARCOMA

O sarcoma representa um grupo heterogêneo de tumores, sendo os leiomiossarcomas os mais comuns, podendo ser também fibrossarcomas, neurofibrossarcomas, lipossarcomas, rabdomiossarcomas, angiossarcomas, sarcomas epitelioides e Schwannomas malignos.

Tratamento

O tratamento para o câncer de vulva é cirúrgico. A cirurgia pode ser conservadora (ressecção ampla da lesão) ou radical (vulvectomia) associada ou não à linfadenectomia inguinal. Nos estádios III e IV, o tratamento cirúrgico é complementado com radioterapia.

NEOPLASIA INTRAEPITELIAL DE VAGINA

A neoplasia intraepitelial vaginal (NIVA) está frequentemente associada à displasia intraepitelial (NIC) podendo ter a mesma causa, ou seja, o HPV. O câncer de vagina é uma neoplasia rara que representa 1% de todos os tumores de trato genital feminino.

Diagnóstico e estadiamento

Por ser uma doença geralmente assintomática ou com sintomas semelhantes aos presentes nas IST (verrugas ou secreção vaginal), a colposcopia e a biópsia dirigida são a base do diagnóstico de NIVA.

As lesões podem ser classificadas em:

- **NIVA 1:** lesões acompanhadas por uma quantidade significativa de coilocitose.

- **NIVA 2:** lesões que evoluem para o epitélio acetobranco mais espesso, borda externa mais elevada e menor captação de iodo.
- **NIVA 3:** a superfície epitelial se torna papilar e apresenta padrões vasculares em pontilhado e mosaico.

O estadiamento segue os achados clínicos e histopatológicos, devendo ser utilizado para o planejamento do tratamento. O estadiamento proposto pela FIGO utiliza como parâmetros a extensão do tumor até o cérvice. Se acometer a vulva, deve ser classificado como carcinoma vulvar.

Tratamento

As lesões de NIVA 1 não necessitam de tratamento, pois frequentemente regridem. A NIVA 2 pode ser acompanhada de forma expectante ou tratada por ablação com laser. Já a NIVA 3 deve ser sempre tratada com *laser* (melhor controle da profundidade e da largura da destruição tecidual) por visão através do colposcópio. Para o câncer de vagina, o tratamento irá depender do estadiamento, podendo ser radioterapia ou cirurgia.

As taxas de sobrevida em 5 anos são de 40% a 50%.

As recorrências são comuns, afetando principalmente pelve, linfonodos regionais e vagina.

Bibliografia

Bodelon C, Madeleine MM, Voight LF, Weiss NS. Is the incidence of invasive vulvar cancer increasing in the United States? Cancer Causes Control. 2009; 20(9):1779-82.

De Vuyst H, Clifford GM, Nascimento MC, Madeleine MM, Francesschi S. Prevalence and type distribution of human papillomavirus in carcinoma and intraepithelial neoplasia of the vulva, vagina and anus: a meta-analysis. Int J Cancer 2009; 124 (7): 1626-36.

Gargano JW, Wilkinson EJ, Unger ER et al. Prevalence of human papillomavirus types in invasive vulvar cancers and vulvar intraepithelial neoplasia in the United States before vaccine introduction. J Low Genit Tract Dis. 2012; 16(4):471-9.

Gunderson CC, Nugent EK, Yunker AC et al. Vaginal cancer: the experience from 2 large academic centers during a 15-year period. J Low Genit Tract Dis. 2013; 17(4):409-13.

Joura EA, Garland SM, Paavonen J et al. FUTURE I and II Study Group. Effect of the human papillomavirus (HPV) quadrivalent vaccine in a subgroup of women with cervical and vulvar disease: retrospective pooled analysis of trial

Judson PL, Haberman EB, Baxter NN, Durham SB, Virnig BA. Trends in incidence of invasive and in situ vulvar carcinoma. Obstet Gynecol. 2006; 107:1018-22.

Kurman RJ, Trimble PR, Shak KV. Human papillomavirus and the pathogenesis of vulvar carcinoma. Curr Opin Obst Gynecol. 1992; 4:582-5.

McNally OM, Mulvan NJ, Pagano R, Quinn MA, Rome RM. VIN 3: a clinicopathological review. Int J Gynecol Cancer. 2002; 12:490-5.

Menzcer J, Fintsi Y, Arbel-Alon S et al. The presence of HPV 16, 18 and p53 immunohistochemical staining in tumor tissue of Israeli Jewish women with cervical and vulvar neoplasia. Eur J Gynaecol Oncol. 2000; 21:30-4.

Rhodes HE, Chenevet L, Munsell M. Vaginal intraepithelial neoplasia (VaIN 2-3). Comparing clinical outcomes of treatment with intravaginal estrogen. J Low Genit Tract Dis 2014; 18 (2): 115-21.

Rubin SC, Young J, Mikuta JJ. Squamous carcinoma of the vagina: treatment, complications, and long-term follow up. Gynecol Oncol. 1985; 20:346-53.

Smith JS, Backes DM, Hoots BE, Kurman RJ, Pimenta JM. Human-papillomavirus type distribution in vulvar and vaginal cancer and their associated precursors. Obstet Gynecol. 2009; 113:917-24.

Wilkinson EJ, Teixeria MR. Tumours of the vulva-epithelial tumours. In: Tavassoli FA, Devilee P (eds.). World Health Organization Classification of Tumours. Pathology and genetics of tumours of the breast amd female genital organs. Lyon: IARC Press. 2003: 316-30.

Capítulo 25

Câncer do Colo Uterino

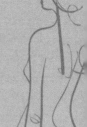

Selmo Geber
Marcos Sampaio
Rodrigo Hurtado

INTRODUÇÃO

O câncer do colo uterino é uma condição responsável pela maior parte dos óbitos por neoplasia em mulheres que vivem e países em desenvolvimento e é também o segundo câncer mais frequente em indivíduos do sexo feminino. Anualmente são diagnosticados 500.000 novos casos no mundo.

A idade mais incidente fica entre 50 e 80 anos, não excluindo nenhum grupo na faixa de idade sexualmente ativa. A incidência em negros e caucasianos também é maior do que em outras etnias.

A infecção do ectocérvice pelo papilomavírus humano (HPV) acomete grande porcentagem da população sexualmente ativa (70%) mesmo sem expressão clínica, definindo a maioria dos portadores como assintomáticos.

Papilomavírus humano

O HPV compreende uma família de DNA-vírus de dupla fita em que alguns sorotipos são capazes de infectar as mucosas determinando displasia intraepitelial (NIC) e podendo evoluir para um processo invasor em um período que varia de 10 a 20 anos. O tempo médio entre a detecção de NIC I e o desenvolvimento de carcinoma *in situ* é de 58 meses, enquanto para NIC II esse tempo é de 38 meses e para NIC III, de 12 meses. A maior parte (90%) das lesões de baixo grau regredirá espontaneamente, enquanto as lesões de alto grau não tratadas evoluirão para câncer invasor em 30% a 70% dos casos após período médio de 10 anos.

Nessa fase, a detecção de possíveis lesões precursoras só será possível por meio da realização periódica de colpocitologia (exame preventivo do colo do útero).

Os sorotipos 16 e 18 estão presentes em 50% a 80% dos cânceres invasores, além de outros menos prevalentes, mas também agressivos (31, 33, 45 e 51).

Fatores de risco

- Infecção pelo HPV.
- Início precoce da atividade sexual.
- Multiplicidade de parceiros sexuais.
- Promiscuidade sexual dos parceiros.
- História pregressa de doença sexualmente transmissível (DST).
- Tabagismo.

- Baixo nível socioeconômico.
- Imunossupressão.

Prevenção

Segundo a Organização Mundial da Saúde (OMS), para as mulheres entre 35 e 64 anos após exame citopatológico negativo, um novo exame será necessário a cada 3 anos com a mesma eficácia da realização anual.

A recomendação do Ministério da Saúde no Brasil, em 1988, permanece: o exame citopatológico deve ser realizado em mulheres de 25 a 60 anos de idade, uma vez por ano e, após dois exames anuais consecutivos negativos, a cada 3 anos.

Quadro clínico

Quando o diagnóstico não é realizado através da citologia oncótica de rastreamento, o tumor em geral apresenta sintomas como:

- Sangramento vaginal, geralmente pós-coito (sinusorragia).
- Corrimento vaginal fétido.
- Erosão e/ou tumoração vaginal.
- Desconforto pélvico.
- Perda da mobilidade do corpo uterino ao toque.
- Disúria.

Nos casos mais avançados, surgem também:

- Constipação e diarreia com hematoquezia.
- Hematúria.
- Fístula vesicovaginal.

- Hidroureter e hidronefrose que acompanham dor lombar.
- Linfadenomegalias retroperitoneais como achado casual de imagem.
- Edema de membros inferiores.

Diagnóstico

Em vista de uma citologia oncótica alterada ou mesmo de um exame clínico sugestivo, a biópsia incisional está indicada, podendo ser realizada por pinça de saca-bocado ou cirurgia de alta frequência (CAF), guiadas por colposcopia.

O estadiamento é eminentemente clínico e os exames de imagem (CT e RNM) auxiliam nos casos de dúvida em relação ao grau de invasão de estruturas adjacentes, assim como o estadiamento cirúrgico pode auxiliar na identificação de invasão linfática sistêmica (cadeia para-aórtica).

- **Estádio I:** restrito ao colo.
- **Estádio II:** invasão da parede vaginal e/ou paramétrio.
- **Estádio III:** invasão de estruturas pélvicas extrauterinas ou pelve óssea.
- **Estádio IV:** metástases além da pelve.

Prognóstico

A sobrevida em 5% é estratificada da seguinte forma:

- **Grau I:** > 90%.
- **Grau II:** de 60% a 80%.
- **Grau III:** em torno de 50%.
- **Grau IV:** < 30%.

Tratamento

A cirurgia de ressecção é o tratamento de escolha e eventualmente pode ser completada por rádio e quimioterapia.

Os estádios até IA1 podem ser tratados apenas por conização ou histerectomia simples, até IB1 por braquirradioterapia ou cirurgia de Werthein-Meiggs (histerectomia radical ampliada com linfadenectomia pélvica). Acima de IB1 até IIB o tratamento será sempre por radioterapia e quimioterapia adjuvantes, se indicado.

Bibliografia

American Cancer Society. HPV vaccine facts. www.cancer.org/cancer/cancer-causes/infectious-agents/hpv/hpv-vaccine-facts-and-fears.html. Accessed February 14, 2019.

American Cancer Society. Key statistics for cervical cancer. www.cancer.org/cancer/cervical-cancer/about/key-statistics.html. Accessed February 14, 2019.

ASCCP. Mobile app. http://www.asccp.org/store-detail2/asccp-mobile-app. Accessed February 14, 2019.

Brewer NT, Hall ME, Malo TL, Gilkey MB, Quinn B, Lathren C. Announcements versus conversations to improve HPV vaccination coverage: a randomized trial. Pediatrics. 2017; 139(1):e20161764.

Bruni L, Diaz M, Castellsagué X, Ferrer E, Bosch FX, de Sanjosé S. Cervical human papillomavirus prevalence in 5 continents: meta-analysis of 1 million women with normal cytological findings. J Infect Dis. 2010; 202(12):1789-99.

Centers for Disease Control and Prevention (CDC). Supplemental information and guidance for vaccination providers regarding use of 9-valent HPV vaccine Information for persons who started an HPV vaccination series with quadrivalent or bivalent HPV vaccine. www.cdc.gov/hpv/downloads/9vhpv-guidance.pdf. Accessed February 14, 2019.

Committee on Practice Bulletins – Gynecology. Practice Bulletin Nº 168: cervical cancer screening and prevention. Obstet Gynecol. 2016; 128(4): e111-e130.

de Martel C, Ferlay J, Franceschi S et al. Global burden of cancer attributable to infections in 2008: a review and synthetic analysis. Lancet Oncol. 2012; 13(6):607-15.

Dobson SR, McNeil S, Dionne M et al. Immunogenicity of 2 doses of HPV vaccine in younger adolescents vs. 3 doses in young women: a randomized clinical trial. JAMA 2013; 309(17):1793-802.

Gilkey MB, Calo WA, Moss JL, Shah PD, Marciniak MW, Brewer NT. Provider communication and HPV vaccination: The impact of recommendation quality. Vaccine. 2016; 34(9):1187-92.

Guo F, Cofie LE, Berenson AB. Cervical cancer incidence in young US females after human papillomavirus vaccine introduction. Am J Prev Med. 2018; 55(2):197-204.

Huh WK, Ault KA, Chelmow D et al. Use of primary high-risk human papillomavirus testing for cervical cancer screening: interim clinical guidance. Obstet Gynecol. 2015; 125(2):330-7.

Markowitz LE, Dunne EF, Saraiya M et al. Centers for Disease Control and Prevention (CDC). Human papillomavirus vaccination: recommendations of the Advisory Committee on Immunization Practices (ACIP). MMWR Recomm Rep. 2014; 63(RR-05):1-30.

Massad LS, Einstein MH, Huh WK, et al; 2012 ASCCP Consensus Guidelines Conference. 2012 updated consensus guidelines for the management of abnormal cervical cancer screening tests and cancer precursors. Obstet Gynecol. 2013; 121(4):829-46.

Masur H, Brooks JT, Benson CA, Holmes KK, Pau AK, Kaplan JE. National Institutes of Health; Centers for Disease Control and Prevention; HIV Medicine Association of the Infectious Diseases Society of America. Prevention and treatment of opportunistic infections in HIV-infected adults and adolescents: Updated guidelines from the Centers for Disease Control and Prevention, National Institutes of Health, and HIV Medicine Association of the Infectious Diseases Society of America. Clin Infect Dis. 2014; 58(9):1308-11.

McNamara M, Batur P, Walsh JME, Johnson KM. HPV update: vaccination, screening, and associated disease. J Gen Intern Med. 2016; 31(11):1360-6.

Meites E, Kempe A, Markowitz LE. Use of a 2-dose schedule for human papillomavirus vaccination-updated recommendations of the Advisory

Committee on Immunization Practices. MMWR Morb Mortal Wkly Rep. 2016; 65(49):1405-8.

National Cancer Institute. Chasan R, Manrow R. Cervical cancer. https://report.nih.gov/nihfactsheets/viewfactsheet.aspx?csid=76. Accessed February 14, 2019.

Reagan-Steiner S, Yankey D, Jeyarajah J et al. National, regional, state, and selected local area vaccination coverage among adolescents aged 13-17 years – United States. MMWR Morb Mortal Wkly Rep. 2016; 65(33):850-8.

Saslow D, Solomon D, Lawson HW et al. American Cancer Society, American Society for Colposcopy and Cervical Pathology, American Society for Clinical Pathology, American Cancer Society, American Society for Colposcopy and Cervical Pathology, and American Society for Clinical Pathology screening guidelines for the prevention and early detection of cervical cancer. Am J Clin Pathol. 2012; 137(4):516-42.

Thaxton L, Waxman AG. Cervical cancer prevention: immunization and screening. Med Clin North Am. 2015; 99(3):469-77.

The American College of Obstetricians and Gynecologists (ACOG). Frequently asked questions. Cervical cancer screening. www.acog.org/Patients/FAQs/Cervical-Cancer-Screening. Accessed February 14, 2019.

Thompson EL, Rosen BL, Vamos CA, Kadono M, Daley EM. Human papillomavirus vaccination: what are the reasons for nonvaccination among US adolescents? J Adolesc Health. 2017; 61(3):288-93.

US Preventive Services Task Force, Curry SJ, Krist AH, Owens DK et al. Screening for cervical cancer: US Preventive Services Task Force Recommendation Statement. JAMA. 2018; 320(7):674-86.

USPSTF. Draft recommendation: cervical cancer: screening. www.uspreventiveservicestaskforce.org/Page/Document/draft-recommendation-statement/cervical-cancer-screening2. Accessed February 14, 2019.

Wright TC, Stoler MH, Behrens CM, Sharma A, Zhang G, Wright TL. Primary cervical cancer screening with human papillomavirus: end of study results from the ATHENA study using HPV as the first-line screening test. Gynecol Oncol. 2015; 136(2):189-97.

Capítulo 26

Patologias Benignas e Malignas do Útero

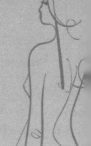

Selmo Geber
Marcos Sampaio
Rodrigo Hurtado

MIOMAS UTERINOS

Os miomas uterinos designam toda neoplasia benigna da musculatura lisa uterina de aspecto nodular. São os tumores pélvicos mais comuns nas mulheres e sua incidência está em torno de 70% das que se submetem à histerectomia e em 20% daquelas em idade reprodutiva. Esses miomas têm uma frequência maior na população negra, em nulíparas e nas mulheres obesas, e com história de hiperestrogenismo ou com história familiar de miomas. Na raça negra aparecem mais precocemente e tendem a ser maiores do que nas demais raças. Quanto menor a paridade, maior é a frequência.

Admite-se que os miomas sejam originários de uma única célula miometrial que cresce desordenadamente, O seu crescimento está sob influência direta dos estrogênios e da progesterona. O estrogênio exerce sua ação através dos fatores de crescimento. A progesterona também pode estar associada com o estímulo do crescimento desses tumores.

Classificação

Volume:

- **Pequeno:** O fundo uterino não ultrapassa a púbis.
- **Médio:** O fundo uterino se localiza até o ponto médio umbilicopúbico.
- **Grande:** Quando o fundo uterino ultrapassa esse ponto médio.

Porção uterina:

- Cervicais.
- Ístmicos.
- Corporais.

Camada:

- **Subseroso:** Localizado entre o miométrio e o revestimento peritoneal.
- **Intramural:** Localiza-se completamente circunscrito ao miométrio.
- **Submucoso:** Inicia-se no miométrio e invade a cavidade endometrial.

Quantidade:

- Único.
- Múltiplos (mais frequentes).

Localizações anômalas:

- Interligamentos.
- Pediculado.

Quadro clínico

Cerca de 15% a 50% das mulheres são assintomáticas. Os principais sintomas são as alterações menstruais, com aumento da perda sanguínea, dor pélvica, dismenorreia secundária, infertilidade e abortamento de repetição. Outras queixas estão associadas a aumento do volume intra-abdominal, como disúria, retenção urinária, incontinência urinária, urgência miccional, constipação intestinal e varizes hemorroidárias. Mais raramente observam-se hidronefrose e insuficiência renal, a alguns sinais e sintomas são secundários, como anemia, hipertermia, náuseas e vômitos. A transformação sarcomatosa é bastante rara, ocorrendo em aproximadamente 0,1% dos casos.

Diagnóstico

A história clínica associada ao exame clínico é geralmente suficiente para se suspeitar fortemente de mioma uterino. O principal exame complementar é a ultrassonografia. Os outros que também podem contribuir são a histerossalpingografia, a histeroscopia e a ressonância magnética.

Tratamento

Clínico

Para as mulheres assintomáticas, o tratamento expectante é o mais indicado com controle anual. O tratamento clínico é realizado por tempo programado e objetiva melhorar as condições clínicas e a sintomatologia da paciente por meio da diminuição dos miomas.

Os medicamentos de eleição são os análogos do GnRH, que provocam uma "ooforectomia química". A resposta é máxima após 3 meses com uma diminuição do volume do útero em 30% a 40%. Após a interrupção do tratamento, o útero e os miomas podem voltar ao volume original em 3 a 4 meses. Os efeitos colaterais são os relacionados ao hipoestrogenismo.

O danazol tem efeito antigonadotrófico, antiandrogênico e antiprogestagênico, e pode ser usado por pouco tempo em razão dos efeitos colaterais. A gestrinona tem efeito semelhante ao danazol, assim como os efeitos colaterais. Os progestagênios ocasionam a amenorreia, mas sem alterar o tamanho dos miomas. O mais utilizado é o acetato de medroxiprogesterona. O uso de moduladores seletivos do receptor de estrogênio (SERMs) tem sido proposto recentemente, mas os resultados são ainda iniciais.

O uso de DIU de levonogestrel tem sido postulado como opção para se reduzir o sangramento; entretanto, ainda faltam estudos com boas evidências para indicar seu uso clínico.

Os tratamentos coadjuvantes diminuem a sintomatologia. Os anti-inflamatórios não esteroides determinam a diminuição da dor, dismenorreia e das perdas sanguíneas. O sulfato ferroso é importante na melhora do quadro de anemia.

PROCEDIMENTOS DE INTERVENÇÃO SOBRE O MIOMA

A embolização é uma opção que vem sendo proposta há alguns anos e demonstra uma diminuição no volume dos miomas. Entretanto, os resultados ainda são insuficientes para se indicar o tratamento como alternativa clínica. Também importante é o possível efeito sobre a capacidade reprodutiva do útero, sendo importante se discutir com a paciente antes de se propor essa opção terapêutica.

A ablação de miomas tem sido proposta de forma experimental por ultrassom de alta intensidade ou por radiofrequência; entretanto, são propostas ainda em fase experimental.

Cirúrgico

Indica-se quando há a existência de sintomatologia importante, perda sanguínea seguida de anemia, compressão dos órgãos pélvicos, aumento crescente de volume ou quando está associado a perdas gestacionais.

Miomectomia

É indicada quando houver desejo de preservar o útero. Quando os miomas forem de pequeno tamanho, subserosos ou pediculados, a laparoscopia ou a histeroscopia (miomas submucosos) são excelentes opções.

Histerectomia

Esse procedimento é indicado quando a paciente tiver prole definida, miomas numerosos e em uma localização de difícil remoção e nos casos de miomas que apresentam aumento do volume. É importante descartar patologias malignas da cavidade endometrial antes da cirurgia para não haver interferências com o estadiamento e o tratamento.

PÓLIPOS ENDOMETRIAIS

Os pólipos endometriais são formações sésseis ou pediculadas que correspondem a crescimento hiperplásico das glândulas e do estroma do endométrio. Podem ser únicos ou múltiplos e com tamanho variável. São encontrados em aproximadamente 20% das biópsias endometriais ou histerectomia, sendo mais frequente com o aumento da idade.

Parece haver uma dependência ao estrogênio para o estímulo ao crescimento dos pólipos endometriais. O risco de malignização é de 0,3%, sendo 10% a 15% após a menopausa.

Quadro clínico

O sintoma mais frequente é o sangramento irregular, sendo responsável por 7% a 25% dos casos de menometrorragia, podendo haver também aumento do fluxo e/ou *spotting*. A dor é muito rara e ocorre pela necrose tecidual ou infecção. Um aumento na secreção vaginal também poderá ocorrer e ser sanguinolenta, fétida ou mesmo de aspecto purulento, quando secundária a uma infecção. A maioria dos pólipos se apresenta assintomática, sendo muitas vezes um achado casual de exame clínico ou ultrassonográfico.

Diagnóstico

O diagnóstico é aventado inicialmente pelo quadro clínico, sendo confirmado pelos exames complementares. A ultrassonografia e a histerossalpingografia podem sugerir a presença de pólipo, mas para sua confirmação é necessário o estudo anatomopatológico. A biópsia é feita guiada por histeroscopia, o que permite o tratamento ser feito no mesmo tempo.

Tratamento

A histeroscopia é considerada o tratamento de escolha, uma vez que, sob visão direta, pode ser retirado o pólipo em sua totalidade. Em casos de malignização, a histerectomia pode ser o tratamento de escolha.

ADENOMIOSE

A adenomiose é definida pela presença de glândulas e estroma endometrial dentro do miométrio. Varia de 5% a 70%, de acordo com os critérios diagnósticos utilizados, sendo mais frequente dos 30 aos 50 anos de idade e em multíparas.

Quadro clínico

Cerca de 35% das mulheres com adenomiose são assintomáticas, e o diagnóstico foi feito após a histerectomia. O sintoma mais frequente é a menometrorragia, que pode ocorrer pela diminuição na capacidade contrátil do útero ou pela concomitância com a anovulação.

Outro sintoma é a dismenorreia, que pode ocorrer secundariamente ao pseudoedema dos focos de adenomiose intramiometriais. A dispareunia é observada em menor frequência. Ao exame físico é observado aumento do volume uterino associado a uma consistência macia.

Diagnóstico

O diagnóstico é aventado a partir do quadro clínico, ainda que seja bastante inespecífico. A ultrassonografia e a ressonância magnética podem também sugerir a presença de adenomiose;

entretanto, o diagnóstico definitivo só é obtido pelo estudo anatomopatológico. A análise é feita após a histerectomia ou biópsia miometrial guiada por histeroscopia ou ultrassom endovaginal.

Tratamento

O tratamento definitivo é a histerectomia. O uso de tratamento clínico com base em antiestrogênicos, como danazol, gestrinona ou os análogos do GnRH, apresenta alta taxa de recorrência após a descontinuação, além dos efeitos colaterais. A ablação de endométrio ou o uso do DIU de progesterona pode ocasionar a diminuição do sangramento menstrual.

CÂNCER DE ENDOMÉTRIO

O câncer endometrial é um dos mais frequentes na mulher, sendo mais comum no climatério (dos 55 aos 65 anos), em mulheres brancas e obesas. Os principais fatores de risco são o uso de estrogênios exógenos, situações que acarretam aumento dos estrogênios endógenos, nuliparidade, diabetes e hipertensão arterial.

A ação estrogênica contínua é o principal fator no desenvolvimento da hiperplasia e do carcinoma endometrial. No climatério, sua ação apresenta maior risco, pois não existe a oposição da progesterona. O adenocarcinoma parece ser precedido pela hiperplasia, principalmente quando existem atipias; no entanto, o número de mulheres com hiperplasia que progride para câncer de endométrio é baixo, variando de 15% a 30%.

Diagnóstico de câncer de endométrio e da hiperplasia

O principal sintoma associado ao câncer de endométrio é o sangramento uterino anormal. O principal método para rastrear a hiperplasia e o câncer de endométrio é o ultrassom endovaginal, por ser um método não invasivo e de fácil realização. No caso de espessamento endometrial (> 6 mm) em mulheres no climatério ou imagem suspeita associada a espessamento naquelas mulheres no menacme, deve-se completar a propedêutica com biópsia de endométrio guiada por histeroscopia. A curetagem semiótica é uma opção com limitada com menor sensibilidade, pois não permite a visão direta do local da biópsia.

Estadiamento

O método mais utilizado é o estadiamento clínico/cirúrgico (FIGO). São avaliados clinicamente a localização e a invasão do tumor em relação ao endométrio, miométrio e colo do útero e, cirurgicamente, a invasão da serosa, citologia peritoneal positiva, presença de metástases para os linfonodos pélvicos e paraórticos, órgãos adjacentes (bexiga e reto) ou a distância.

Tratamento

Na hiperplasia de endométrio, quando não existem atipias, pode-se proceder ao tratamento com progesterona, principalmente para as mulheres com desejo de concepção. O tratamento de pacientes com câncer de endométrio é cirúrgico com histerectomia, anexectomia e lifadenectomia pélvica. Para os estádios mais avançados, associam-se a radioterapia, a quimioterapia e o uso de progestágenos.

Bibliografia

de Rijk SR, Steenbergen ME, Nieboer TE, Coppus SF. Atypical Endometrial Polyps and Concurrent Endometrial Cancer: A Systematic Review. Obstet Gynecol. 2016; 128:519-25.

Deutsch A, Sasaki KJ, Cholkeri-Singh A. Resectoscopic Surgery for Polyps and Myomas: A Review of the Literature. J Minim Invasive Gynecol. 2017; 24:1104-10.

Faustino F, Martinho M, Reis J, Águas F. Update on medical treatment of uterine fibroids. Eur J Obstet Gynecol Reprod Biol. 2017; 216:61-8.

Lee YC, Lheureux S, Oza AM. Treatment strategies for endometrial cancer: current practice and perspective. Curr Opin Obstet Gynecol. 2017 Feb;29(1):47-58.

Suri V, Arora A. Management of Endometrial Cancer: A Review. Rev Recent Clin Trials. 2015; 10:309-16.

Capítulo 27

Câncer de Ovário

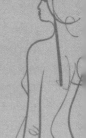

Selmo Geber
Marcos Sampaio
Rodrigo Hurtado

Introdução

O câncer de ovário, patologia que acomete preferencialmente as mulheres acima dos 45 anos de idade, é a segunda neoplasia maligna ginecológica mais prevalente seguindo o colo uterino e é o mais letal, uma vez que o diagnóstico é quase sempre tardio em virtude do fato de ser assintomático nos estágios precoces. Os fatores de risco conhecidos são nuliparidade, menarca precoce, menopausa tardia, gestação tardia, história pregressa de câncer endometrial, de mama e de cólon, disgenesia gonadal XY e positividade para mutações do gene BRCA.

Patologia

Cerca de 95% dos cânceres de ovário são de origem epitelial, e 75% deles são cistoadenocarcinomas serosos. Os demais 20% são tumores da linhagem germinativa (tipicamente abaixo dos 30 anos), do estroma ou dos cordões sexuais.

NEOPLASIAS DOS OVÁRIOS

TABELA 27.1. Tipos histológicos das neoplasia de ovário

Origem	Tipo histológico
Epiteliais	Tumor de Brenner
	Tumor de células claras
	Carcinoma endometrioide
	Carcinoma mucinoso
	Cistadenocarcinoma seroso
Células Germinativas	Coriocarcinomas
	Disgerminomas
	Carcinomas embrionários
	Tumor do seio endodérmico
	Teratomas imaturos
	Poliembriomas
Cordões Sexuais	Tumores da teca-granulosa
	Tumores de Sertoli-Leydig

Fonte: autoria própria.

As metástases ocorrem por contiguidade para o peritôneo, por disseminação linfática para as cadeias pélvicas e para-aórticas e, com menos frequência, por via hematogênica para os pulmões e fígado.

Quadro clínico e diagnóstico

A presença de massa anexial sólida ou cística complexa merece investigação principalmente se acompanhada de ascite ou nodularidade do fundo de saco posterior detectada por toque vaginal ou retal. A dor só está presente em casos muito avançados ou envolvendo torção anexial. Com a evolução surgem os sintomas de anemia, anorexia, caquexia e ascite. Os tumores de células germinativas podem produzir linhagens secretoras de hormônios, ocasionando a tempestade tireoidiana (*struma ovarii*), feminilização ou virilização.

O diagnóstico definitivo é cirúrgico e anatomopatológico, mas os exames de imagem pré-operatórios (US, TC ou RNM) podem contribuir com a suspeita de malignidade. A ultrassonografia em particular pode sugerir neoplasia maligna quando demonstra lesão > 5 cm, com vegetação, septos grosseiros, cápsula espessada e dopplerfluxometria com baixa resistência.

A síndrome de Meigs, constituída por tumor sólido ovariano, ascite e derrame pleural à direita, geralmente é resultado de um tumor benigno (fibroma).

Os marcadores séricos mais comuns são o Ca-125, LDH, CEA, alfafetoproteína, inibina.

ESTADIAMENTO

TABELA 27.2. Estadiamento dos cânceres de ovário

I	Restrito aos ovários
IA	Unilateral e não atinge a superfície do ovário
IB	Bilateral e não atinge a superfície dos ovários
IC	IA ou IB com rotura da superfície ou ascite
II	Extensão para a pelve
IIA	Acometimento do útero, trompas ou ambos
IIB	Acometimento de outras estruturas pélvicas
IIC	IIA ou IIB com tumor na superfície de um ou ambos ou com cápsula rota com ascite ou lavado peritoneal com células malignas
III	Metástases peritoneais fora da pelve ou superfícies hepáticas ou linfadenopatia retroperitonal, ou inguinal ou acometimento intestinal ou do omento
IIIA	Tumor limitado à pelve com metástases microscópicas
IIIB	Tumor limitado à pelve com metástases < 2 cm
IIIC	Tumor limitado à pelve com metástases > 2 cm ou linfadenopatia retroperitoneal
IV	Tumor com metástase a distância. Invasão do parênquima hepático ou derrame pleural

Fonte: FIGO, 2018.

Prognóstico

A sobrevida em 5 anos segue a progressão abaixo e varia de acordo com o tipo de tumor:

- **Estádio I:** 87% a 98%.
- **Estádio II:** 78% a 94%.
- **Estádio III:** 39% a 87%.
- **Estádio IV:** 17% a 69%.

Nos estádios III e IV, a recorrência após tratamento cirúrgico ocorre em 70% dos casos. O prognóstico é pior quando a citorredução cirúrgica não completa.

Tratamento

A decisão com relação ao tratamento depende do tipo histológico do tumor, do estadiamento, da idade da paciente e de suas condições clínicas. A cirurgia mais utilizada é a pan-histerectomia com omentectomia e remoção de todos os focos acometidos, podendo ser seguida de quimioterapia. Nos casos de estádio I não epiteliais e IA de adenocarcinomas, a quimioterapia não é obrigatória.

Bibliografia

Cortez AJ, Tudrej P, Kujawa KA, Lisowska KM. Advances in ovarian cancer therapy. Cancer Chemother Pharmacol. 2018; 81:17-38.

Doubeni CA, Doubeni AR, Myers AE. Diagnosis and Management of Ovarian Cancer. Am Fam Physician. 2016; 93:937-44.

Lheureux S, Gourley C, Vergote I, Oza AM. Epithelial ovarian cancer. Lancet. 2019; 393:1240-53.

van de Vrie R, Rutten MJ, Asseler JD, Leeflang MM, Kenter GG, Mol BWJ, Buist M. Laparoscopy for diagnosing resectability of disease in women with advanced ovarian cancer. Cochrane Database Syst Rev. 2019; 23;3:CD009786.

Vermeulen RFM, Korse CM, Kenter GG, Brood-van Zanten MMA, Beurden MV. Safety of hormone replacement therapy following risk-reducing salpingo-oophorectomy: systematic review of literature and guidelines. Climacteric. 2019; 25:1-9.

Capítulo 28

Distopias Genitais

Selmo Geber
Marcos Sampaio
Rodrigo Hurtado

Introdução

Com o aumento significativo da expectativa de vida, problemas como prolapsos genitais e incontinência urinária têm se tornado frequentes no consultório ginecológico. Aproximadamente 200.000 cirurgias de correção do assoalho pélvico são realizadas por ano nos EUA. O risco de uma mulher desenvolver algum tipo de distopia é de cerca de 11%.

Define-se distopia como a alteração da posição dos órgãos genitais internos femininos em relação a referências anatômicas definidas e as consequências funcionais dessas alterações, sendo diversos os órgãos sujeitos a descida e eventual prolapso completo através do introito vaginal definindo patologias com diferentes tratamentos cirúrgicos, como:

- **Útero:** prolapso uterino.
- **Cúpula vaginal:** eversão da cúpula pós-histerectomia.
- **Parede anterior vaginal com bexiga:** cistocele.
- **Parede posterior vaginal:** retocele e/ou enterocele.

ETIOPATOGENIA

Os defeitos do assoalho pélvico são, em geral, devidos ao traumatismo do parto vaginal, tanto em razão da distensão e eventual rotura da fáscia endopélvica, quanto da isquemia dos nervos perineais e consequente perda de tônus muscular.

O hipoestrogenismo e a atrofia genital acarretando a perda da elasticidade do tecido conjuntivo também parecem exercer papel importante no desenvolvimento das distopias.

Os quadros de aumento de pressão intra-abdominal, como obesidade, ascite, Doença Pulmonar Obstrutiva Crônica (DPOC) e constipação intestinal crônica e algumas doenças do colágeno (síndrome de Marfan), são predisponentes às distopias.

Classificação

Os prolapsos são classificados grosseiramente em quatro categorias:

- **Grau I:** quando descem até o limite do terço superior da vagina com os dois terços inferiores.
- **Grau II:** quando descem até a metade da vagina.
- **Grau III:** quando atingem o introito vaginal.
- **Grau IV:** quando ultrapassam o introito.

Quadro clínico

Em geral, os prolapsos de 1º e 2º graus são assintomáticos. Já aqueles mais acentuados levam a quadros variados segundo os tipos de distopia, como:

- Sensação de preenchimento vaginal.

- Dor sacral.
- Retenção urinária.
- Incontinência urinária.
- Retenção fecal.
- Ulceração cervical com eventual sangramento ou *spotting*.
- Visualização do prolapso.

O toque vaginal em decúbito com litotomia e em posição supina, seguindo-se da manobra de Valsalva, é suficiente para a determinação do tipo de distopia e do grau de prolapso.

Eventualmente, serão necessários o estudo urodinâmico e a RNM para definição mais detalhada do grau de prolapso e comprometimento anatômico.

Tratamento

Só há indicação de tratamento para as distopias genitais se houver sintomatologia que comprometa a qualidade de vida da paciente como problemas urinários, defecatórios e/ou sexuais.

Se a idade e/ou estado clínico geral forem limitações ao tratamento cirúrgico, pelo risco anestésico alto, o uso dos pessários vaginais estará indicado como paliativo.

Os tratamentos cirúrgicos devem ser utilizados de acordo com a avaliação pélvica de forma geral e conjunta usando combinações de técnicas se necessário. Os procedimentos consagrados mais úteis compreendem:

- **Cirurgia de Fothergill:** correção da hipertrofia de colo com colpofixação nos ligamentos cardinais.
- **Cirurgia de Kelly-Kennedy:** reforço submucoso da parede vaginal anterior com cistopexia.

- **Perineoplastia posterior:** reconstrução muscular, submucosa e mucosa da parede vaginal posterior e do corpo perineal superficial.
- **Culdoplastia de McCall:** fechamento da fáscia endopélvica no espaço retovaginal para correção das enteroceles,
- **Histerectomias:** vaginal e abdominal.
- **Vaginopexias:** sacropromontofixação e fixação da cúpula vaginal ao ligamento pectíneo no tratamento dos prolapsos vaginais.
- *Slings*: para correção da incontinência urinária podendo ser retropúbico ou transobturatório (melhor resultado).

A fisioterapia genital também pode ajudar como método adjuvante ou neoadjuvante à cirurgia reconstrutiva ou mesmo como paliativo nos casos de contraindicação cirúrgica.

Bibliografia

Baessler K, Christmann-Schmid C, Maher C, Haya N, Crawford TJ, Brown J. Surgery for women with pelvic organ prolapse with or without stress urinary incontinence. Cochrane Database Syst Rev. 2018; 19;8:CD013108.

Buchsbaum GM, Lee TG. Vaginal Obliterative Procedures for Pelvic Organ Prolapse: A Systematic Review. Obstet Gynecol Surv. 2017; 72:175-83.

Campbell P, Cloney L, Jha S. Abdominal Versus Laparoscopic Sacrocolpopexy: A Systematic Review and Meta-analysis. Obstet Gynecol Surv. 2016; 71:435-42.

Coolen AWM, Bui BN, Dietz V, Wang R, van Montfoort APA, Mol BWJ, Roovers JWR, Bongers MY. The treatment of post-hysterectomy vaginal vault prolapse: a systematic review and meta-analysis. Int Urogynecol J. 2017; 28:1767-83.

van der Ploeg JM, van der Steen A, Oude Rengerink K, van der Vaart CH, Roovers JP. Prolapse surgery with or without stress incontinence surgery for pelvic organ prolapse: a systematic review and meta-analysis of randomised trials. BJOG. 2014; 121:537-47.

Capítulo 29

Fístulas Genitais

Selmo Geber
Marcos Sampaio
Rodrigo Hurtado

Introdução

Compreende-se como fístula genital a comunicação cicatricial entre dois órgãos ocos com desvio do trajeto de seus conteúdos, como a bexiga, os ureteres, a vagina ou o reto. Em geral, são complicações de procedimentos cirúrgicos ginecológicos, podendo também ser sequelas de traumatismos obstétricos (parto vaginal a fórcipe ou parto cesariana) ou ainda secundárias a períodos prolongados de trabalho de parto evoluindo com isquemia e necrose da parede vaginal.

As fístulas do trato urinário geralmente se apresentam como incontinência urinária contínua, ou seja, perda constante e involuntária de urina. Essas fístulas são resultantes de cirurgias pélvicas como a histerectomia e o parto cesariana, e geralmente drenam para a vagina configurando as fístulas vesicovaginais e ureterovaginais.

A incidência de fístulas vesicovaginais como complicação de histerectomia é em torno de 1%, e até 10% delas podem acometer também o(s) ureter(es).

As fístulas retovaginais são extremamente raras como complicação de cirurgia ginecológica, sendo, portanto, quase exclusivas dos procedimentos obstétricos.

Excepcionalmente, podem surgir fístulas secundárias a neoplasias pélvicas, como o câncer de colo uterino, ou mesmo secundárias à radioterapia usada para seu tratamento.

Quadro clínico

As fístulas vesicovaginais e ureterovaginais geralmente ocasionam quadro clínico de incontinência urinária contínua secundária a procedimento cirúrgico tecnicamente difícil (exposição ruim, sangramento peroperatório ou pós-operatório aumentados, infecção pós-operatória) ou de um parto traumático.

Aproximadamente 10% a 15% das fístulas demoram 10 a 30 dias para apresentar sintomas.

Quando a lesão ureteral resulta em obstrução ureteral e hidronefrose, outros sintomas surgirão, como dor lombar, febre, íleo pós-operatório, mal-estar e cólicas intestinais, como resultado do extravasamento de urina para o espaço retroperitoneal. Ao exame físico será identificado um acúmulo de líquido claro (urina) no fundo de saco vaginal acompanhado de tecido eritematoso e eventualmente granulomatoso ao exame especular. O exame ginecológico dessas pacientes é, em geral, muito doloroso. Os exames contrastados do trato urinário como a uretrocistografia e a urografia excretora conseguem definir o trajeto fistuloso.

Nos casos suspeitos de lesão combinada da bexiga e ureteres, pode-se realizar a prova de coloração dupla em que o paciente ingere fenazopiridina (Pirydium), tornando a urina alaranjada, sendo injetado azul de metileno na uretra e com isso a urina se torna azulada. Um tampão de gaze é inserido na vagina e após avaliação define-se se ele foi tingido de laranja (lesão ureteral), de azul (lesão vesical) ou ambos.

A ultrassonografia e a tomografia computadorizada ajudam no diagnóstico de hidronefrose e obstrução ureteral.

TRATAMENTO

A correção cirúrgica consiste em separação das paredes dos dois órgãos acometidos e excisão do trajeto fistuloso seguindo com uma reconstrução das paredes individualmente por planos, além de sondagem vesical e ureteral. Os drenos ureterais devem ser retirados quando o débito se reduzir a um mínimo (< 50 mL/24 h), o que geralmente ocorre com a paciente ainda internada. A sonda vesical deve permanecer por 10 a 14 dias.

Importante lembrar que a peça cirúrgica (trajeto fistuloso) deve ser enviada para anatomopatológico a fim de excluir a possibilidade de neoplasia (adenocarcinoma ou carcinoma de células escamosas).

Todo procedimento cirúrgico sobre o trato urinário deve ser antecedido por um exame de urocultura para afastar a possibilidade de ITU não diagnosticada e eventual complicação. A antibioticoprofilaxia é obrigatória. Fístulas diagnosticadas até 10 dias após o procedimento que as originaram podem ser tratadas cirurgicamente de imediato. Uma cistoscopia ajuda a definir o calibre e a localização da fístula, além do grau de maturidade do tecido cicatricial, podendo, portanto, contraindicar o procedimento de correção cirúrgica.

Fístulas de reconhecimento mais tardio devem ter seu tratamento protelado até que todo o processo cicatricial tenha se completado e o tecido acometido tenha retomado sua consistência normal, ou seja, no mínimo 45 dias com tempo ideal de espera de 3 meses. Nesses casos, a sondagem vesical é obrigatória durante a espera para alívio do desconforto e controle das complicações infecciosas, podendo até mesmo ocasionar a resolução espontânea da fístula por um mecanismo de baixo débito.

Nos casos de radioterapia, devem ser aguardados no mínimo 8 meses para se tentar a correção cirúrgica. Nos casos em que a lesão ureteral é ampla ou o acometimento da bexiga é muito próximo ao ponto de implantação do ureter, deve-se preferir a reimplantação ureteral pelo risco de recidiva de fístulas ou de obstrução ureteral e hidronefrose.

O prognóstico cirúrgico é ótimo com 90% de cura na primeira abordagem e virtualmente 100% na segunda, mesmo para os tecidos irradiados.

Bibliografia

Hillary CJ, Chapple CR. The choice of surgical approach in the treatment of vesico-vaginal fistulae. Asian J Urol. 2018 Jul; 5(3):155-9.

Lee D, Zimmern P. Vaginal Approach to Vesicovaginal Fistula. Urol Clin North Am. 2019; 46:123-33.

McKay E, Watts K, Abraham N. Abdominal Approach to Vesicovaginal Fistula. Urol Clin North Am. 2019; 46:135-46.

Moses RA, Ann Gormley E. State of the Art for Treatment of Vesicovaginal Fistula. Curr Urol Rep. 2017; 18:60.

Ramphal SR. Laparoscopic approach to vesicovaginal fistulae. Best Pract Res Clin Obstet Gynaecol. 2019; 54:49-60.

Capítulo 30

Cosmiatria e Ginecologia

Romeu Hurtado

Introdução

Todos nós passamos por transformações durante a vida, da infância até a fase adulta, sendo algumas permanentes e outras transitórias. Na mulher, que tem um papel fundamental na manutenção e preservação de nossa espécie e por isso sofre transformações corpóreas mais evidentes do que o homem em curtos espaços de tempo, algumas mudanças podem comprometer a estética e, talvez, a autoestima.

Algumas dessas alterações merecem menção na ginecologia e na obstetrícia.

Hirsutismo

O hirsutismo é definido como o excesso de pelos terminais, seguindo um padrão masculino em mulheres. Cerca de 5% das mulheres em idade reprodutiva são hirsutas. Pode ser idiopático ou familiar ou ainda ser causado por alterações como a síndrome dos ovários policísticos, defeitos enzimáticos estrogênicos, neoplasias e raramente por medicamentos, além de acromegalia e doença de Cushing.

O quadro clínico é caracterizado por moderado aumento de pelos na região do queixo, lábio superior, abdômen e tórax, geralmente acompanhado de aumento da atividade das glândulas sebáceas, surgimento de acne, irregularidades menstruais e anovulação, sendo a amenorreia o sinal mais comum. Se o aumento dos andrógenos for excessivo, podem ser observadas diminuição das mamas, perda de tecido adiposo, alopecia frontal, clitoromegalia e mudanças no tom de voz.

O diagnóstico é feito através de exames clínicos e laboratoriais que incluem: níveis de testosterona, aldosterona, DHEA-S (sulfato de dehidroepiandrosterona) e deficiência de 21-hidroxilase. Níveis de FSH e LH estarão elevados se a amenorreia for proveniente da falência ovariana. Tumores virilizantes são detectados através do ultrassom ou da ressonância magnética.

De acordo com a causa do hirsutismo, uma série de opções terapêuticas pode ser oferecida, variando de clínicas a cirúrgicas.

Como tratamento clínico temos a espirinolactona, o acetato de ciproterona, a finasterida, a flutamida e os contraceptivos orais, além da metformina, sinvastatinas e clomifeno. Minoxidil tópico a 2% é opção para os casos mais leves.

Em casos de hiperandrogenismo em razão da hiperplasia adrenal, a adrenalectomia bilateral também é opção. A ooforectomia bilateral é reservada somente para casos muito graves, se as adrenais e ovários estiverem normais.

ACNE

A lesão cutânea polimórfica, que se manifesta como comedões abertos ou fechados, pápulas ou pústulas, é ativada por androgênios em pessoas geneticamente predispostas, não se resolvendo espontaneamente com a idade adulta, sendo 3% dos homens e 12% das mulheres que podem apresentar esse quadro após os 25 anos.

Quando casos de acne são persistentes nas mulheres, deve-se pensar em hiperandrogenismo, podendo ou não ser acompanhado de hirsutismo.

Achados como dor, rubor e prurido são observados na região da face, pescoço, tórax superior, costas e ombros, preferencialmente. A formação de cistos, alterações pigmentares, cicatrizes e distúrbios psicológicos podem surgir em casos extremos, em que o tratamento deve ser bem direcionado e com suporte adequado.

A educação do paciente (ansiedade e depressão são frequentemente a causa básica de mulheres jovens nos casos de acne leve) e a dieta (pobre em açúcares) são pontos importantes no tratamento.

O uso de retinóis tópicos, peróxido e benzoila, antibióticos tópicos (clindamicina) e orais (tetraciclina, doxicilina ou minociclina) são também importantes. A isotretionina – análogo da vitamina A – é usada em casos que não respondem à terapia convencional e é proibitivo seu uso em mulheres grávidas pela sua teratogenicidade.

Laser e dermoabrasão também são outras opções, mas há sempre o risco de cicatrizes, hiperpigmentação e hipopigmentação, devendo ser considerado quando o tratamento padrão for contraindicado ou não apresentar o resultado esperado.

Estrias

Caracterizam-se por rompimento das fibras elásticas que sustentam a camada intermediária da pele, formada por colágeno. As estrias afetam homens, mulheres em idade adulta ou durante a adolescência e até mesmo crianças, além de mulheres no transcorrer da gestação.

Geralmente são comuns nas mamas, quadris, culotes, coxas e nádegas se não tratadas. Cerca de 90% das mulheres desenvolverão estrias durante a gravidez.

As causas da formação de estrias podem ser várias, como:

- Ganho e perda de peso com o chamado *Efeito Sanfona*.
- Crescimento rápido.
- Tempestade hormonal.
- Excesso de exercícios anabólicos.
- Gravidez.
- Ressecamento da pele.

O tratamento consiste basicamente em uma boa hidratação diária para ajudar a prevenir e a amenizar as estrias. O recomendado é que sejam consumidos 2 a 3 litros de água diariamente. Para conter o problema é preciso repor substâncias que ajudam na reorganização do colágeno e elastina na pele.

O *laser*, os ácidos, a dermoabrasão e a lipoaspiração, quando bem indicadas, tem resultado positivo desde que sejam mantidos os cuidados para evitar a formação de novas estrias após o tratamento, podendo ocorrer os mesmos riscos de cicatrizes, hiperpigmentação e hipopigmentação.

Celulite

Também conhecida como hidrolipodistrofia ginóide, lipodistrofia edemato-fibroesclerótica, dermatopaniculopatia edemato-fibroesclerótica, é caracterizada principalmente pelo aparecimento de ondulações da pele, dando a ela aspecto de casca de laranja ou de colchão, e causada por alterações no tecido gorduroso sob a pele, em conjunto com alterações na microcirculação e consequente aumento do tecido fibroso.

A celulite, que pode aparecer principalmente na região dos glúteos, coxa, abdômen e braços, se deve a alguns fatores, como:

- Predisposição genética familiar.
- Fatores hormonais.
- Alimentação.
- Vida sedentária.

Apresenta uma classificação bem simples:

- **Grau 0:** Sem ondulações ou irregularidades na pele ao ficar de pé ou deitado, mas ao pinçar a região surgem ondulações sem covinhas ou depressões.
- **Grau 1:** Sem ondulações e irregularidades na pele ao ficar de pé ou deitado, mas ao pinçar a região surgem ondulações com covinhas e depressões.
- **Grau 2:** Ondulações, rugosidades, depressões e covas espontâneas ao ficar de pé, mas não na posição de decúbito.
- **Grau 3:** Ondulações, rugosidades e covinhas presentes em qualquer posição.

Em casos graves e avançados, podem surgir nódulos e endurecimento da pele.

Como formas de tratamento pode-se oferecer abordagem medicamentosa e/ou através de massagens para drenagem linfática estimulando a circulação local de maneira suave a fim de eliminar o excesso de líquidos. É de ótima indicação, principalmente em membros inferiores.

A mesoterapia (aplicação de medicação diretamente no meso) é de grande valia usando-se as medicações adequadas para estimular a circulação local e formação de colágeno e elastina.

ANEXOS

QUADRO 30.1. Substâncias de uso cosmético contraindicadas na gestação (FDA)

A	Não há evidência de risco em mulheres
B	Não há estudos adequados em mulheres; em animais não houve risco
C	Em animais houve efeitos adversos no feto; não há estudos em mulheres; o benefício potencial pode justificar o risco potencial
D	Há evidências de riscos em fetos humanos; só usar se o benefício potencial justificar o risco potencial
X	Estudos revelam riscos para o feto; os benefícios não justificam os riscos, Não usar em hipótese nenhuma

Produto	Risco
Ácido azelaico	B
Ácido retinoico	C
Ácido salicílico	C
Benzoperóxido	C
Extratos placentários	C
Cânfora	X
	D para pequenas partes e risco quando usado em processo de crioterapia
Bepantol	C
Eritromicina (pantomicina tópica)	C
Hidroquinona	C
Iodeto e iodo	D
Metilxantinas (cafeína, teofilina)	D em uso de extensas áreas, em pequenas áreas dos (olhos) risco B.
Minoxidine	C
Nicotinato de metila	C
Adesivos transdérmicos para celulite devem ser evitados.	

Fonte: autoria própria.

QUADRO 30.2. Cosméticos sem contraindicação na gestação

Ativos hidratantes	Ativos para elasticidade
Alfa – hidroxiácidos até 5% pH neutro. NMF ou hidroviton Ureia Hidrolisado de colágeno, elastina e glicosaminoglicanos Ácido hialurônico Lipídios (ceramidas) Polissacarídeos (alantoína, aloe vera, dimeticona)	Extratos vegetais que aumentam a resistência dos vasos capilares e diminuem os edemas, como: Arnica Castanha-da-índia *Ginkgo biloba* Hera Centella asiática Cavalinha Vitamina C e E para combate aos radicais livres
Ativos emolientes	**Ativos para afinamento físico**
Óleos vegetais (amêndoa, óleo mosqueta, etc.) Vitaminas lipossolúveis D, E, F Silicones	Abrasivos suaves como grânulos vegetais ou de polietileno
Ativos umectantes	**Protetores solares**
Glicerina Sorbitol Propilenoglicol	Filtros químicos (UVA – UVB) Filtros físicos (óxido de zinco – dióxido de titânio)

Fonte: autoria própria.

Bibliografia

Ahn CS, Davis SA, Dabade TS, Williford PM, Feldman SR. Cosmetic procedures performed in the United States: A 16-year analysis. Dermatol Surg. 2013; 39:1351-9.

Balieva FN, Finlay AY, Kupfer J, Tomas Aragones L, Lien L, Gieler U. The role of therapy in impairing quality of life in dermatological patients: A multinational study. Acta Derm Venereol. 2018; 98:563-9.

Benedetto AV (ed.). Botulinum toxins in clinical aesthetic practice, 3rd ed. Boca Raton (FL): CRC Press. 2018; 2.

Carruthers J, Rivkin A, Donofrio L, Bertucci V, Somogyi C, Lei X. A multicenter, randomized, double-blind, placebo-controlled study to evaluate the efficacy and safety of repeated onabotulinumtoxin A treatments in subjects with crow's feet lines and glabellar lines. Dermatol Surg. 2015; 41:702-11.

Chren MM, Lasek RJ, Quinn LM, Mostow EN, Zyzanski SJ. Skindex, a quality-of-life measure for patients with skin disease: Reliability, validity, and responsiveness. J Invest Dermatol. 1996; 107:707-3.

Cohen JL, Dayan SH, Brandt FS et al. Systematic review of clinical trials of small and large-gel-particle hyaluronic acid injectable fillers for aesthetic soft tissue augmentation. Dermatol Surg. 2013; 39:205-31.

Downie J, Mao Z, Rachel Lo TW et al. A double-blind, clinical evaluation of facial augmentation treatments: a comparison of PRI 1, PRI 2, Zyplast and Perlane. J Plast Reconstr Aesthet Surg. 2009;62:1636-43.

Ewart A, Perry C, Connell J et al. The role of insulin and the adipocytokines in regulation of vascular endothelial function. Clin Sci. 2004; 107:519-32.

Goodman GJ. Treatment of acne scarring. In: Zouboulis Christos C, Katsambas Andreas D and Kligman Albert M (eds.). Pathogenesis and Treatment of Acne and Rosacea. Heidelberg: Springer Berlin, 2014; 527-36.

Gupta MA, Gilchrest BA. Psychosocial aspects of aging skin. Dermatol Clin. 2005; 23:643-8.

Gupta MA, Gupta AK. Dissatisfaction with skin appearance among patients with eating disorders and non-clinical controls. Br J Dermatol. 2001; 145:110-3.

Imadojemu S, Sarwer DB, Percec I, Sonnad SS, Goldsack JE, Berman M. Influence of surgical and minimally invasive facial cosmetic procedures on psychosocial outcomes: A systematic review. JAMA Dermatol. 2013; 149:1325-33.

Kohl E, Meierhofer J, Koller M, Zeman F, Groesser L, Karrer S. Fractional carbon dioxide laser resurfacing of rhytides and photoaged skin-a prospective clinical study on patient expectation and satisfaction. Lasers Surg Med. 2015; 47:111-9.

Kravvas G and Al-Niaimi F. A systematic review of treatments for acne scarring. Part 1: Non-energy-based techniques. Scars, Burns & Healing 2017; 3:2059513117695312.

Omi T, Kawana S, Sato S et al. Fractional CO_2 laser for the treatment of acne scars. J Cosmet Dermatol. 2011; 10(4):294-300.

Rossi A, Vergnanini A. Cellulite: a review. J Eur Acad Dermatol Venereol. 2000; 14:251-62.

Sandhofer M, Schauer P. The safety, efficacy, andtolerability of a novel silicone gel dressing following dermatological surgery. Skinmed 2012; 10(Suppl 1):S1–7.

Smalls L, Hicks M, Passeretti D et al. Effect of weight loss on cellulite: gynoid lypodystrophy. Reconstr Surg. 2006; 118:510-6.

Índice Remissivo

Obs.: números em **negrito** indicam tabelas e quadros; números em *itálico* indicam figuras.

A

Abdômen agudo
  hemorrágico, 173
Ablação
  de miomas, 221
  endometrial, 28
Abortamento, 85, 155
Abscesso tubo-ovariano, 174, 175
Acetato de
  medroxiprogesterona, 47, 72
Ácido tricloroacético 70% a 90% em solução aquosa, 166
Ácino, 130
Acne, 26, 73, 243
Acupressão, 48
Acupuntura, 48
Adenocarcinoma, 239
Adenoma, 130
Adenomiose
  diagnóstico, 223
  quadro clínico, 223
  tratamento, 224
Adenopatia, 159
Adenose, 130
Aderência(s)
  intrauterina, 40
  tubo-ovarianas, 70
Agenesia gonadal, 38
Agrupamento de estágio do American Joint Committee on Cancer, 139
AINEs, 46
Algúria, 177
Alopecia, 26
Alterações
  uterinas, 92
  visuais, 191

Ambiguidade genital, 2
Amenorreia
  causas, 38
  diagnóstico, 38
  primária, 37
  secundária, 37
  tratamento, 39
Analgésicos, 46, 75
Análogos do GnRH, 73
Androgênios, 9
Anemia, 228
Anorexia, 228
Anormalidades anatômicas do colo e do corpo uterino, 122
Anovulação, 92
  crônica, 38, 39
Antagonistas da vasopressina, 48
Anticocepcionais orais, 27
Antidepressivos inibidores da recaptação da serotonina, 33
Antiprogestínico, 47
Ascite, 228
Aspiração
  a vácuo, 86
  manual intrauterina, 86
Assoalho pélvico, defeitos do, 234
  tratamento, 235
Astenospermia, 90
Atividade físico, 48
Atrofia genital, 55, 234
Avaliação hormonal, 93
Azoospermia, 90

B

Bacteriúria assintomática, 177
Barriga solidária, 40
Bartolinite, 155
Billings, 109
Biópsia endometrial, 96
Bloqueadores do canal de cálcio, 47
Bulimia, 32

C

CA125, 71
Calymmatobacterium granulomatis, 159
Canal deferente, ausência do, 92
Câncer
  como nasce o, 135
  de mama, 135
    classificação das lesões proliferativas intraductais mamárias, 136
    diagnóstico, 140
    estadiamento, 137
    fatores de risco, 136
    indicação de mastectomia, 141
    radioterapia, 141
    tratamento
      cirúrgico, 140
      sistêmico, 142
  de ovário
    diagnóstico, 228
    estadiamento, **229**
    patologia, 227
    prognóstico, 230

quadro clínico, 228
    tratamento, 230
de vulva, 201
do colo uterino
    diagnóstico, 212
    fatores de risco, 210
    papilomavírus humano, 210
    prevenção, 211
    prognóstico, 212
    quadro clínico, 211
    tratamento, 213
e endométrio, 224
    diagnóstico, 225
    estadiamento, 225
    tratamento, 225
Cancro mole, 154
    diagnóstico laboratorial, 154
    tratamento, 154
Candida sp., 144
Candidíase vulvovaginal, 146
Captação oocitária, 102
Caquexia, 228
Carcinoma
    basocelular, 204
    de células escamosas, 202, 239
    de glândulas de Bartholin, 203
    de mama, classificação histológica de, 136
"Cardume de peixe", cocobacilos em disposição de, 154
Casal infértil, avaliação do, 89
Celecoxibe, 75

Célula(s)
    com lesões intraepiteliais escamosas de alto grau, 164
    com lesões intraepiteliais escamosas de baixo grau, 164
    da teca, 11, 20
    de Leydig, 2-4
    de McCoy, 158
    de Sertoli, 3
    endometriais, 69
    escamosas atípicas, 164
    glandulares atípicas, 164
    HeLa-229, cepas de, 158
Celulite, 245
Cervicite, 158
Chlamydia trachomatis, 155-158, 171
Choque séptico, sinais de, 174
Cicatriz radial, 131
Ciclo menstrual, fisiologia, 9
    colo uterino, 13
    endométrio, 12
    fase
        folicular, 10
        lútea, 11
        ovulatória, 11
        pré-ovulatória, 11
    muco cervical, 13
    sistema de duas células, 10
Cirurgia
    de alta frequência, 168
    de Fothergill, 235
    de Kelly-Kennedy, 235
Cistoadenocarcinomas serosos, 228

Cistite recorrente, 177
Cisto, 130
   complexo, 130
   simples, 130
Citologia
   oncótica, 212
   cervical, 27
Citrato
   de clomifeno, 39, 97
   nitroglicerina, 48
Climatério, 105, 189
   manifestações
      cerebrais, 191
      epidérmicas, 191
      genitais, 191
      mamárias, 191
      neurogênicas, 190
      psicogênicas, 190
      vasculares, 191
   terapia hormonal, 191
Clue cells, 145
Coito
   dificuldade por distúrbio na ejaculação ou pela impotência, 90
   interrompido, 109
   programado, tratamento, 98
Colo uterino, câncer do, 209
Colpite difusa, 145
Colpocitologia, 210
Comedões, 243
Condom
   feminino, 110
   masculino, 110
Congelamento
   de embriões, 104
   de óvulos, 105
Contracepção(ões)
   de emergência, 115
   hormonal, 113
   injetáveis, 115
   oral, 113
Contraceptivo(s)
   hormonais orais, 47
   oral, 73
Corpo
   albicans, 23
   lúteo hemorrágico, 66
   uterino, 13
Cosmiatria, 241
Crime de estupro, 79
Crioablação, 141
Criocauterização, 167
Crise de pânico, 32
Culdoplastia de McCall, 236
Curetagem uterina, 28
Curva de temperatura corporal basal, 92

D

Danazol, 47, 74, 220
Defeito(s)
   de um único gene, 120
   enzimáticos estrogênicos, 242
Deficiência(s)
   da antitrombina, 121
   da proteína S, 121
   das proteínas C e S, 121
   enzimática, 38

Deidroepiandrosterona (DHEA), 19
Dermatose vulvar, 55
Dermoabrasão, 243
Derrame papilar, 131
Desordem(ns)
  da dor, 53
    tratamento, 59
  do interesse, critérios do DSM5 para, **53**
  do orgasmo, 52
    tratamento, 58
  sexual de interesse, 52
    tratamento, 56
Diafragma, 111
Diferenciação sexual
  estados intersexuais, 6
  formação das genitálias internas e externas, 4
  genética, 1
  gonadal, 2
  processo de diferenciação, 1
  sexo feminino, 5
  sexo masculino, 4
Diidrotestosterona, 6
Disfunção sexual feminina, 51
  abordagem das, 54
  critério diagnóstico, 52
  tratamento das, 56
Disgenesia gonadal, 38
Dismenorreia, 70
  classificação, 41
  diagnóstico, 42
  fisiopatologia, 42
  primária, fisiopatologia, *43*
  secundária, 44
  diagnóstico
    diferencial, *45*
  tratamento, 46
    cirúrgico, 48
    terapia não medicamentosa, 48
Dispareunia, 59, 191
Displasia
  acentuada e carcinoma *in situ,* NIC III, 165
  cervical, 163
  leve, NIC I, 165
Dispositivo(s)
  intrauterino, 111
  transdérmicos, 193
Distopias genitais
  classificação, 234
  etiopatogenia, 234
  tratamento, 235
Distúrbio(s)
  disfórico pré-menstrual, 31
  do orgasmo, 52
  ligados ao X, 120
Disúria, 155
Distress, 52
Distúrbio na ejaculação, 90
DIU (dispositivo intrauterino), 111
  com levonorgestrel, 47
  de progesterona, 75
Doação de óvulos, 105
Doença(s)
  benignas da mama
    cisto, 130
    derrame papilar, 131
    mastalgia, 129

mastite
    não puerperal, 132
    puerperal, 131
    nódulo, 130
coronariana, 190
de Cushing, 242
de Paget da vulva, 203
inflamatória pélvica, 155
    classificação, 173
    diagnóstico, 172
    epidemiologia, 172
    etiologia, 171
    tratamento, 174
sexualmente transmissíveis, 55
    não virais
        alternativas para profilaxia das, **83**
        em crianças, adolescentes e gestantes, profilaxia, 82
        em mulheres adultas e adolescentes e não gestantes, profilaxia, 81
        em crianças, adolescentes e gestantes, profilaxia, 82
        profilaxia, 81
Donovanose, 159
    diagnóstico laboratorial, 159
    tratamento, 160
Dopamina, 9
Dor(es)
    "do meio", 70
    pélvica, 43, 53
        crônica
            causas
                ginecológicas, **64**
                isoladas, 64
            definição, 63
    referida na relação sexual, 53
    suprapúbica, 177
    vulvovaginal, 53
Drogas anticolinérgicas, 186
Ducto(s)
    de Gartner, 6
    de Müller, 2, 4
    de Wolff, 2, 6
    mullerianos, 5

E

Efeito sanfona, 244
Eixo
    hipotalâmico-hipofisário-ovariano, 9
    mecanismos de, 9
Elefantíase, 158
Eletrocauterização, 166
Embolização, 220
Embrião(ões)
    congelamento de, 104
    cultura de, 102
    transferência de, 99, 103
Endocervicite, 155
Endométrio, 12
    câncer de, 224
Endometrioma, 70
Endometriose, 55
    diagnóstico, 70
        diferencial, 72

etiologia, 69
tratamento, 72
  cirúrgico, 76
  combinado, 76
  medicamentoso, 72
  técnicas de reprodução assistida, 76
Enfartamento ganglionar, 154
Enxaqueca, 191
Esfíncter uretral, incompetência do, 186
Esperma, avaliação física do, 91
Espermatozoide
  avaliação do, 91
  injeção intracitoplasmática de, 104
Espermicidas, 111
Espermograma, 90
Estados intersexuais, 6
Esterilização, 116
Esteroides C-19, 19
Esteroidogênese, *17*
  estímulo da, mecanismo geral de, 16
  etapas da, 15
  na fase
    folicular, 19
    lútea, *22*
  no córtex suprarrenal, 18
  ovariana, 19
  vias intracelulares da, 18
Estimulação ovariana, 100
Estradiol, 9
  percutâneo, 193
Estrias, 244

Estrogênio, 9
  contínuo ou cíclico + progestagênio cíclico, 195
  isolado
    cíclico, 195
    contínuo, 195
  mais progestagênio combinado contínuo, 196
  queda nos níveis de, 189
Estrógenos conjugados, 192
Estudo
  genético
    azospermia, 92
    oligospermia grave, 92
  urodinâmico, 185
Exercícios fisioterápicos de Kegel, 185
Exérese cirúrgica, 167

F

Falência ovariana prematura, 105
Fase lútea do ciclo de FIV, 103
Fator
  de inibição mulleriano, 3
  determinante do testículo (TDF), 3
  peritoneal, 92
  transformador de crescimento-alfa (TGF-α), 3
  tubário, avaliação do
    histeroscopia, 96
    histerossalpingografia, 95
    laparoscopia, 95
  V de Leiden, 121
Fecundação, 12
Feminilização, 228

Fenômenos imunológicos, 124
Fenopiridina, 238
Fertilização *in vitro*, 40, 76, 99, 102
Fibroadenoma, 130
Fibroma, 229
Fibrose cicatricial, 158
Filância, 13
Fístula(s)
  do trato urinário, 237
  genitais, 237
    quadro clínico, 238
    tratamento, 239
  retovaginais, 238
  vesicovaginais, 237
Fistulizações, 158
FIV, *ver* Fertilização *in vitro*
Fluoxetina, 33
Fogachos, 190
Folha de samambaia, padrão em, 93
Folículo(s)
  antrais, 20
  dominante, 10
  estimulante, 9
  pré-ovulatório, 11
  primários, 19
Fratura de Colles, 190
FSH, níveis de, 93
FTA-ABS (*fluorescent treponemal antibody absorption test*), 153

G

Gardnerella vaginalis, 144, 172
Gene
  CYP11A1, 2
  CYP17, 2
  da família *Wnt*, 2
  DAX1, 1
  do hormônio antimulleriano, 2
  do receptor de androgênios, 2
  do receptor de LH/hCG, 2
  HOX, 2
  HSD17B3, 2
  HSD3B2, 2
  Insl3, 2
  P450scc, 2
  SF-1, 1
  SOX9, 1
  SRD5A2, 2
  SRY, 1
    no braço curto do cromossomo Y, 3
  Wnt-4, 5
  Wnt-7a, 5
  WT-1, 1
Genitálias, formação das, 4
Gestação, 24
  cosméticos sem contraindicação na, 248
  substâncias de uso cosmético contraindicadas na, 247
Gestrinona, 47, 73
Ginecologia, 241
Glândula de Bartholin, 202
Gomas, 152
Gonadotrofinas, 39, 98
Gonorreia, 155
  diagnóstico laboratorial, 156
  tratamento, 156
Gotas lipídicas, 11
Gradiente de densidade, 99

Granuloma
　esclerosante, 159
　inguinal, 159
　venéreo, 159
Gravidez
　profilaxia de, 80
　questão da interrupção da, 85

H

Haemophilus
　ducreyi, 154
　influenza, 172
Hematoquezia, 70
Hematúria, 70
　macroscópica, 177
Hemoptise, 70
Hemorragia uterina disfuncional
　diagnóstico, 26
　fisiopatologia, 26
　quadro clínico, 26
　tratamento, 27
Hepatite B, abordagem
　sorológica da, **84**
Hermafroditismo verdadeiro, 6
Herpes genital, 156
　diagnóstico laboratorial, 157
　tratamento, 157
Herpes viridae, 156
Hidátide de Morgagni, 6
Hieremia da mucosa, 145
Hiper-homocisteinemia, 121
Hiperinsulinemia, 39
Hiperplasia, 225
　da suprarrenal, 38
　de endométrio, tratamento, 225
Hipertireoidismo, 38

Hipoestrogenismo, 234
Hipotálamo, 9
Hipotireoidismo, 38
Hirsutismo, 26, 73, 241
Histerectomia, 28, 221, 236
Histeroscopia, 40, 223
　diagnóstica, 27
HIV, profilaxia
　para crianças, **85**
　para mulheres adultas,
　　adolescentes e
　　gestantes, **85**
Hormônio(s)
　antimulleriano, 2
　esteroide, metabolismo
　　dos, 23
　estimulantes da tireoide, 55
　liberadores de
　　gonadotrofina, 47
　luteinizante, 9
　sexual, globulinbas de
　　ligação dos, 23
　sintéticos, 113
HPV, *ver* Papilomavírus humano

I

Implantes subcutâneos, 192
Impotência, 90
"Impressão digital", cocobacilos
　em disposição de, 154
Imunização profilática para
　HPV, 168
Imunoprofilaxia, opções de, **84**
Incontinência
　funcional, 184
　genuína de esforço, 184

urinária
    classificação, 184
    diagnóstico, 185
    fisiopatologia, 183
    tratamento, 185
Índice de Pearl, 107, **108**
Infecção(ões)
    do trato urinário
        associada a cateteres, 177
        diagnóstico, 178
        tratamento, 178
    sexualmente transmissíveis
        cancro mole, 154
        donovanose, 159
        gonorreia, 155
        herpes genital, 156
        linfogranuloma venéreo, 157
        sífilis, 151
Infertilidade
    conjugal
        avaliação do casal infértil, 89
        propedêutica básica
            fator
                feminino, 92
                masculino, 90
    por alteração tubária, 172
Ingurgitamento, 131
Inibina, 9, 11
    B, 23
Inseminação intrauterina, 99
Inversões, 120
Isotretinoina, 243

L

Lactação, 109
Laparoscopia, 46, 71

Laser, 243
Leiomiomas, 55
Lesão(ões)
    confluentes, 201, 7
    cutânea polimórfica, 243
    nas células
        escamosas, 164
    nodulares benignas, 130
    proliferativas intraductais
        mamárias, classificação, 136
    vulvares queratinizadas, 167
Letrozol, 39
LH, elevação de, 39
Ligamento de Poupart, 158
Linfogranuloma venéreo, 157
    diagnóstico laboratorial, 158
    tratamento, 159
Linfonodo sentinela, indicação
    de biópsia, 141
Lipoma, 131
Luteinização do folículo, 11

M

Magnetos, 48
Malformação, 55
Mama
    câncer de, 135
    doenças benignas da, 129
Manifestações clínicas do
    climatério
    cerebrais, 191
    epidérmicas, 191
    genitais, 191
    mamárias, 191
    metabólicas, 190
    neurogênicas, 190

psicogênicas, 190
vasculares, 191
Massas verrucosas, 201
Mastalgia, 129
Mastectomia, indicação de, 141
Mastite
  não puerperal, 132
  puerperal, 131
Meiose, 11
Meloma, 204
Menorragia, 25
Mesoterapia, 246
Metaplasia escamosa do epitélio colunar ductal, 132
Método(s)
  comportamentais, 109
  contraceptivo de barreira, 109
  definitivos de contracepção, 116
  naturais de contracepção, 109
Metrorragia, 25, 155
MIF (fator de inibição mulleriano), 3
Migração testicular, 5
Minipílulas, 114
Mioma uterino, 217
  classificação, 218
  diagnóstico, 219
  procedimentos de intervenção sobre o, 220
  quadro clínico, 219
  tratamento, 219
Miomectomia, 221
Moduladores seletivos do receptor de estrogênio (SERMs), 220

Mosaicismo, 120
Muco cervical, 13, 93
  avaliação do, 109
Mycoplasma
  genitalium, 171
  hominis, 171

N

Neisseria gonorrheae, 155, 171
Neoplasia(s)
  endometrial, 27
  intraepitelial vaginal, 205
    diagnóstico, 205
    estadiamento, 205
    tratamento, 206
  intraepitelial vulvar, 201, 202
  malignas da vulva, 201
  da vulva e da vagina, 201
NIC (displasia intraepitelial), 165, 205
Nitroglicerina, 48
NIV (neoplasia intraepitelial vulvar), 201
Noctúria, 177
Nódulo, 130
Norepinefrina, 9
Noretinodrel, 194

O

Obstrução tubária, 92
Ogino-Knaus, 109
Oligomenorreia, 26
Oligospermia, 90
Ooforectomia, 105
  química, 220
Opiáceos, 9

Osteoporose, 190
Ovário
  câncer de, 227
  neoplasias dos, **228**
Ovulação, 11, 12
  avaliação da
    avaliação hormonal, 93
    curva de temperatura corporal basal, 92
    muco cervical, 93
    ultrassom transvaginal, 94
  com coito programado, indução da, 97
  indução da, 99
  monitorização da, 102
Óvulo(s)
  congelamento de, 105
  doação de, 105

P

Palpação abdominal, 45
Palpitações, 190
Papiloma, 130
Papilomavírus humano, 163
  diagnóstico, 164
  imunização profilática para, 168
  tratamento, 165
Paroxetina, 33
Penetração genitopélvica, 53, 59
Perda gestacional de repetição, 119
Perineoplastia posterior, 236
Pielonefrite aguda, 178
Planejamento familiar
  contracepção hormonal, 113
  dispositivo intrauterino, 111
  métodos
    contraceptivos de barreira, 109
    definitivos, 116
    naturais, 109
Podofilina 15% em solução alcoólica, 166
Podofilotoxina 0,15% creme, 166
Polimenorreia, 25
Pólipos endometriais, 222
  diagnóstico, 222
  quadro clínico, 222
  tratamento, 223
Preservativo, 110
Proctite, 158
Progestagênio cíclico, 196
Progesterona, 9, 72
Progestínicos, 47
Prolactina, 55
Prolapso, classificação, 234
Prostaglandinas, 9
Proteína
  C, resistência da, 121
  C e S, deficiências das, 121
  TDF, 3
Prurido, 204
  anal, 155
  vulvar, 191
  vulvovaginal, 147
Pseudo-hermafroditismo
  feminino, 6
  masculino, 6
Psicoterapia, 56
Punção folicular, 102

Q
Queimação, 204
Quiropraxia, 48

R
Radioterapia
  após mastectomia, indicação, 141
  indicações, 141
Refluxo de células endometriais pelas trompas, 69
Reposição estrogênica tópica, 185
Retinóis tópicos, 243
Retite, 158
Retroalimentação
  mecanismos de, 9
Rotura
  de cisto, 66
  do fundo de saco vaginal, tratamento, 66

S
Salpingite, 173, 174
  aguda, 155
Salpingotripsia, 116
Sangramento
  intermenstrual, 155
  uterino, 26
Sarcoma, 205
Secreção
  anal mucopurulenta, 155
  estrogênica, 26
  uretral, 155
Serotonina, 9
Sexo
  feminino, 5
  masculino, 4
Sexualidade, 51
Sífilis, 151
  congênita, 153
  primária, 151
    tratamento, 153
  secundária, 152
    tratamento, 154
  tardia, 152
  terciária, 152
    tratamento, 154
Sinal de Giordano, 178
Síndrome
  de Asherman, 40
  de Cushing, 38
  de Fitz-Hugh-Curtis, 171
  de hiperestímulo ovariano, 66, 104
  de Marfan, 234
  de Meigs, 229
  de ovários policísticos, 26, 242
  de Turner, 38
  inguinal, 158
  uretral, 177
Sistema de duas células, 10, 19, *21*
Slings, 236
  transobturatório, 186
Spotting, 25
Staphylococcus aureus, 131
  penicilase-resistente, 132
Struma ovarii, 228

Substância de uso cosmético
  contraindicadas na
  gestação, 247
Sudorese, 190
Suporte de fase lútea, 103
Suprarrenal, 19
Swim up, 99

T

Tabela, 109
Tabes dorsalis, 152
Taxa de gravidez habitual, 89
TDF (fator determinante do
  testículo), 3
Tecido mamário benigno, 129
Técnica de reprodução
  assistida, 76
Temperatura basal, 109
Tempestade tireoidiana, 228
Tenesmo, 70
Tensão pré-menstrual
  diagnóstico, 32
  propedêutica
    complementar, 33
  quadro grave e agudo, 33
  sintomas atribuídos à, 32
  tratamento, 33
Terapia
  androgênica transdérmica, 57
  hormonal, 56, 191
    local com estrogênio, 57
  sexual, 56
Teratospermia, 90
Teste(s)
  da progesterona, 39
  de *cross-match*, 124
  de Schiller, 145
  do nitrito, 178
  do pH vaginal, 146
  pós-coito, 96
Testosterona, produção de, 2
Tibolona, 57, 194
Toque vaginal, 45, 235
Torção de anexo, 66
TPM, *ver* Tensão
  pré-menstrual
Trajeto fistuloso, 239
Transbordamento, 184
Transferência de embriões, 99
Translocações
  balanceadas, 120
Treponema pallidum, 151
Trichomonas vaginalis,
  144, 145, 146, 155
Tricomoníase, 145
Trombofilias hereditárias, 121
Trombose placentária, 121
Trompa, formação das, 5
Tropismo, 163
Tuba, oclusão cirúrgica das, 116
Tumor sólido ovariano, 229
Tumor, 38

U

Úlceras persistentes, 201
Ultrassom transvaginal, 94
Ureaplasma urealyticum, 171
Urgeincontinência, 184
Urgência miccional, 177
Útero
  de substituição, 105
  fromação do, 5

patologias benignas e malignas do, 217

V

Vagina, dois terços superiores da, formação, 5
Vaginismo, 55
Vaginopexias, 236
Vaginose bacteriana, 144
Vaporização a *laser*, 167
Vasectomia, 117
Vegetações polipoides, 158
Verrugas genitais, 169
Violência sexual, atenção à vítima de, atendimento médico de urgência, 80
   profilaxia de gravidez, 80
   profilaxia de doenças sexualmente transmissíveis, 81
   questão da interrupção da gravidez, 85
Virilização, 228
Vitamina K, 48
Vítima de violência sexual, atenção à, 79
VRDL (*venereal disease research laboratory*), 153
Vulva, neoplasia malignas da, 201
Vulvodínia, 55
Vulvovaginite, 55, 158
   etiologia, 144
   fisiologia vaginal, 144